KB159140

의사는 먹지 않는 약

ISHA GA NOMANAI KUSURI DAREMO IENAKATTA 'SHINJITSU'
by Toru Toridamari

Copyright ©2023 by Toru Toridamari
Original Japanese edition published by Takarajimasha, Inc.
Korean translation rights arranged with Takarajimasha, Inc. through The English Agency(Japan)
Korean translation rights ©2024 by Thenan Contents Group Co., Ltd.

이 책의 한국어판 저작권은 책사 에이전시를 통한 저작권사와의 독점 계약으로
(주)더난콘텐츠그룹이 소유합니다. 저작권법에 의하여 한국 내에서 보호를 받는
저작물이므로 무단전재와 무단복제를 금합니다.

의사는
먹지 않는 약

도리다마리 도루 엮음

이현욱 옮김

장항석 감수

THE NAN
더 난 콘 • 텐 츠

의사들은 약을 먹지 않을까?

여태껏 이런 유형의 책을 살펴본 경험에 의하면, 일본에서 출간되었다고 하는 이런 책에서 다루는 내용은 주로 현대의학의 학설을 뒤집고자 하는 의도가 다분하고, 뭔가 자극적인 말로 대중의 관심을 끌고자 하는 정도에 지나지 않는다는 생각이었다. 그런 내용들은 '소변을 먹으면 만병통치가 가능하다'거나, '병원 가서 억울하게 죽지 말라', 이런 유형이어서, 근거도 없고 타당한 이유도 없음에도 불구하고 자칫 사람들을 호도할 가능성이 많은 것이었다.

이 책의 제목 역시 그렇고 그런 방식을 벗어나지 못하는 것이어서 처음 이 책의 감수를 의뢰받았을 때, 솔직한 심정은 아주 부정적이었다.

하지만 내용을 살펴본 결과, 이 책은 그런 부류와는 궤를 달리하고 있다는 것을 발견하게 되었다. 엮은이는 차분한 사회자의 역할을 담당하며 사회와 의료에서 일어나는 난맥에 대해 풀어나가고 있다. 참여한 의사들 역시 일정한 수준 이상의 경력과 직접 환자를 보며 겪었던 고민과 노력에 대해 피력하고 있다. 그들은 의사들이 왜 이렇게 할 수밖에 없는지, 그리고 그들의 경험과 교육의 배경에 어떤 문제가 있는지 통렬한 지적을 하고 있다. 자신들이 겪었던 경험에 근거한 이런 지적은 의사들도 반성하고 겸허히 받아들일 필요가 있다고 믿는다.

의사들도 사람이고 나이가 들어가기 때문에 결국 약을 찾게 되고, 자신이 처방했던 방식대로 스스로에게 이행할 수밖에 없다. 일정한 나이 이상이 되면 동기들 중 어떤 약 한 가지 이상을 먹지 않는 사람이 드물 정도가 된다. 이 책에도 나왔던 내용처럼, 약을 시작하기는 쉽지만 줄이거나 끊는 것은 상상하기 힘든 일이다. 결국 점점 더 많은 약에 의존하게 된다. 하지만 이 책의 주요 논지처럼 이에 의문을 갖기는 쉬운 일이 아니다. 적어도 약이란 어떤 현상을 극복하고 정상 범주로 환원시키는 것이 그 속성이자 유일한 존재 이유이기 때문이다.

하지만 어떤 약이 꼭 필요한가에 대한 질문에는 명확한 근거에 입각한 대답이 필요하다. 그 반대 역시 마찬가지다.

수년 전 나왔던 유명한 책 ≪과잉 진단-건강을 추구하는 과정에서 사람들을 병들게 하는 것(Overdiagnosis-Making people sick in the pursuit of health)≫의 내용처럼 상업적인 목적으로 질병의 기준을 과도하게 넓게 잡는 것이 문제라는 인식은 의료계뿐만 아니라 사회 전반에서도 인정받고 있다. 그러나 이 공격적인 제목의 책에서도, 모든 병이 증상이 나타난 후에 병원을 가도 안전하고 치료가 다 가능하다는 것은 아니라고 밝히고 있다. 그리고 증상이 없을 때는 진단을 하지 말라는 것도 아니며, 절대로 고혈압이나 당뇨, 비만을 치료하지 말고 방치하라는 말이 아니다. 다만, 경미한 수준의 고혈압이나 당뇨, 과체중까지 약물치료가 필요한 질병이라고 낙인을 찍는 것은 문제가 있다.

이와 동일하게, 그러나 조금 다른 관점으로 내용을 풀어나간 이 책의 중요성과 역할은 이런 개념을 지적해주고 일반인들의 이해를 돕는 데 있다.

정부의 대응은 바람직할까?

이 책의 내용에서 상당 부분을 할애하고 있는 것은 일본 정부의 코로나19 팬데믹에 대한 대처 방식이다. 주지하는 것처럼 일본 정부는 초기 대응에서 마치 중세 말기에나 가능했던 발상으로 대형 크루즈 선박을 격리하고 사회를 봉쇄했다. 이는 검역(quarantine)이라는 말이, 입항하는 선박 모두를 바로 들어오지 못하게 하고 멀리 떨어진 섬에 40일간 묶어두고 승선한 사람들이 죽는지 안 죽는지 관찰하는 것이었던 무지한 역사의 장면을 떠올리기에 충분했다. 과거 회피하는 것 외에는 아무런 대책이 없었을 당시에나 쓸 법한 방식의 대응을 선진국이라는 일본에서 했다는 것이다. 하지만 이 것은 일본만의 일이 아니었다. 한국에서도 한 도시를 봉쇄했으며, 다른 나라의 사정도 거의 다르지 않았다.

그렇기 때문에 백신이 나왔을 때, 일반적으로 신약이 탄생하기 까지 필요한 검증의 절차와 시간을 생략할 수밖에 없었다. 이는 사 실 의료계나 정부의 잘못이라고 보기에는 조금 어려움이 있다. 그 당시에 선택할 수 있는 몇 안 되는 선택지 중에서 그나마 나은 것 이었을 테니까.

다만 아쉬운 것은, 이런 일을 겪고 나면 뭔가 얻는 교훈이 있어 야 할 텐데 그렇지 못하고, 우리 사회는 다시 그 옛날로 돌아가 똑 같은 오류를 되풀이할 것 같다는 우려이다.

수년 전, 생소한 질병이던 사스(SARS)를 겪으면서 느꼈던 불합 리한 사회의 대응과, 마찬가지로 허술한 정부의 방침을 보면서 깊 은 회의를 느껴《판데믹 히스토리》라는 책을 낸 바 있다. 내용은 인류가 겪었던 대규모의 창궐과 이로 인한 인류의 희생, 그리고 사 회구조를 허물어뜨리기까지 하는 급격한 변화에 대한 것이었다. 그럼에도 불구하고 인류는 예나 지금이나 그런 처참한 일에서 배 운 것이 적다. 계속되는 반복 과정을 벗어나지 못하고 있다.

하지만 이제는 좀 달라져야 한다. 그 옛날 선조들의 오류를 계속 답습하는 것은 너무 어리석은 짓이다. 이 책에서도 나온 것처럼, 맹목적인 마스크 착용과, 역시 이제는 그 필요성이 희박해진 백신에 대한 근거 없는 믿음은 개선되어야 한다.

문제는, 누군가 나서서 이런 이야기를 해주어야 하는데, 아무도 '고양이 목에 방울 다는' 그런 일에 나서고 싶어 하지 않는다는 것이다. 그런 면에서 이 책에 등장하는 의사들의 용기 있는 발언에 찬사를 보내고 싶다.

나는 진료를 보면서 꼭 필요한 약 외에 복용하는 약들은—물론 그중에는 약이라고 인정할 수 없는 것들도 수없이 많다—가능하면 중단하라고 권유한다. 물론 이런 권유가 얼마나 받아들여지는지는 잘 알지 못한다. 이 책의 내용은 심지어 치료용 약들 중에서도 불필요한 것은 줄이거나 끊을 것을 권하고 있다. 이런 권유가 얼마나 받아들여질지 역시 미지수이나, 적어도 이런 개념을 가지는 것은 중요하다고 생각한다. '진리가 우리를 자유롭게 하리라'는 말씀처럼, 정확한 지식은 우리의 삶을 더 굳건하게 지켜줄 것이다.

장항석(연세대학교 의과대학 외과학 교수)

약을 많이 먹으면
오히려 건강을 해칠 수 있습니다

'높은 마스크 착용률 덕분에 일본은 코로나19 확진자가 적다.'
'국민의 70~80%가 백신을 접종하면 코로나19 확산은 진정된다.'
'백신 덕분에 코로나19 중증화가 예방된다.'

소위 '전문가'인 의사와 의학자들이 한 말이다. 하지만 지금은
잘못되었거나 의심스러운 부분이 있다는 사실이 명백하다.

미국과 유럽 각국이 마스크 착용 의무화를 하나둘 해제할 때도
일본은 대부분 마스크를 착용하고 있었다. 하지만 코로나19(코로
나바이러스감염증-19) 제7차 유행(2022년 7~9월 말)으로 일본은 세계

에서 가장 많은 확진자 수를 기록했다.

　코로나19 백신을 국민의 약 80%가 2회 이상, 약 70%가 3회 이상 접종했음에도 확진자는 줄어들 기미가 전혀 보이지 않았다. 줄어드는 것은 고사하고 중증화 예방 효과가 있다면 코로나19 감염 1일 사망자 수도 줄어야 하는데 제8차 유행(2022년 11월~2023년 2월)으로 역대 최대를 기록했다.

　또한 코로나19 백신 접종이 시작된 2021년은 전체 사망자가 전년 대비 약 6만 7천 명, 2022년은 11월에 이미 전년 대비 10만 명 이상 급증했다. 마스크와 백신 등의 대책을 계속 마련했는데도 사람의 목숨을 구하지 못했을 뿐만 아니라 오히려 전체 사망자가 증가한 것이다.

　후생노동성의 보고에 따르면 코로나19 백신 접종 후 사망이 총 1,966건, 접종 후 병세 악화가 총 8,333건(의료기관의 보고)이다 (2022년 12월 18일까지). 보고된 증상은 빙산의 일각이다. 기존 백신과 비교해도 비정상적으로 많은 숫자인데, 정부는 건강 피해를 인정하기는커녕 이미 늦었는데도 오미크론에 대응하기 위한 백신 접종을 국민에게 권고했다.

　정부나 전문가의 말을 그대로 믿어서는 안 된다는 사실을 깨달은 사람도 많을 것이다. 그들이 하라는 대로 해도 반드시 좋은 결과가 나온다는 보장이 없다. 오히려 역효과가 나는 경우도 있다.

　코로나19가 아닌 질병도 마찬가지다. 모든 국민이 공적의료보험에 가입하게 되는 국민개보험제도가 잘 마련되어 있는 일본은 병원에 가서 진료받기도 쉽고 약도 쉽게 처방받을 수 있다. 그래서 평소에 늘 약을 복용하는 사람들이 많다.

특히 복수의 질병을 가진 고령자들은 여러 종류의 약을 먹는 경우가 많다. 하지만 이런 다약제 복용(폴리파머시, poly-pharmacy)은 이상 사례의 증가로 오히려 몸에 악영향을 끼친다는 사실을 알고 있는가.

의사에게 처방받은 대로 약을 많이 먹으면 오히려 건강을 해치고 수명이 줄어들 수도 있다. 건강하게 장수하고 싶다면 몸과 마음을 의료에 지나치게 의존하지 않아야 한다.

그래서 혼란스러운 코로나19 상황에도 책과 SNS 등을 통해 다약제 복용과 과도한 의료 의존의 폐해에 대한 경종을 울려온 5명의 의사와 인터뷰를 실시했다. 이들의 이야기를 종합해보면 다음의 5가지로 정리할 수 있다.

- 신약(백신 포함)은 바로 먹지 말고 상황을 두고 본다.
- 약(코로나19 포함)에 기대하기보다 먼저 면역력과 회복력을 키운다.
- 약은 '제로(0)'가 이상적이다. 우선순위가 낮은 약부터 줄인다.
- 혈압, 혈당 수치 등의 기준치에 연연하지 말고 몸 상태에 따라 약을 조절한다.
- 무작정 약에 의존하기보다 생활환경, 인간관계, 가족관계를 먼저 고려한다.

어떻게 이런 말을 할 수 있는지, 이 인터뷰를 읽는다면 이해할 수 있을 것이다.

그리고 왜 의사의 말을 그대로 믿어서는 안 되는지, 왜 불필요한 약이 이렇게 많이 사용되는지, 과도한 의료 의존에 빠지는 배경은 무엇인지 등 본질을 파고들 것이다.

5명의 의사들(의사 소개는 261~263쪽)은 모두 실천적인 노력을 통해 한 사람 한 사람의 환자가 마지막까지 나답게 살아가는 데 중요한 것이 무엇인지 깊이 생각해온 사람들이다. 그런데 코로나19 때문에 어수선했던 3년 동안 이런 이상을 향해 달려가야 했던 의료가 후퇴하고 말았다.

왜 이런 일이 일어났을까? 다각적인 시점이 결여된 의사들의 문제점에 대해서도 날카롭게 고찰한다.

코로나19로 인해 현대 의료의 어두운 부분이 드러난 것은 불행 중 다행이라고 할 수 있다. 이를 계기로 제대로 된 의료가 어떤 것인지 깨닫는 사람들이 많아져서 한 걸음이라도 이상에 가까워지길 바란다. 그 길에 이 책이 작은 도움이 된다면 정말 행복할 것이다.

도리다마리 도루

3장 | 약을 줄일수록 살아난다

4장 | '기준치'가 수명을 단축한다

5장 | 약으로 '마음의 병' 자체는 고칠 수 없다

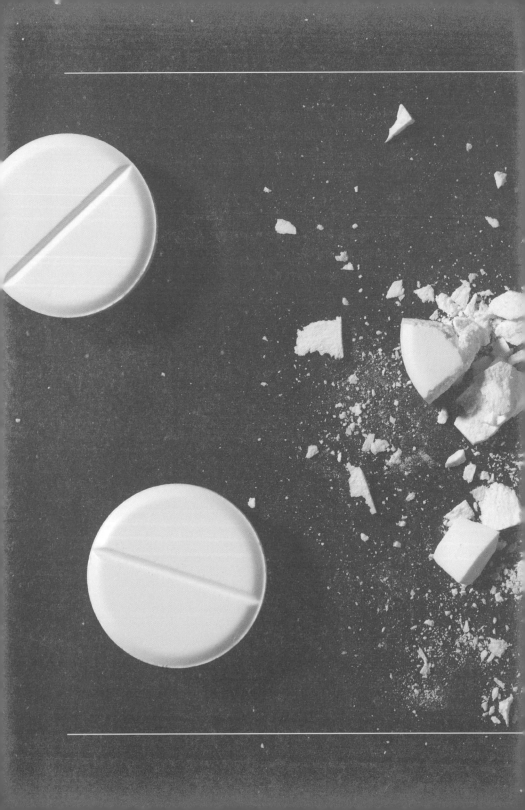

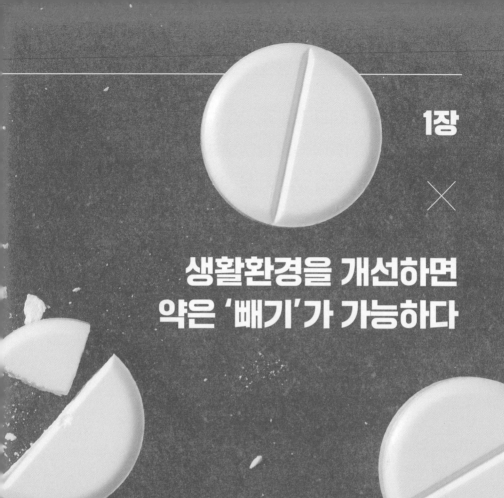

1장

생활환경을 개선하면 약은 '빼기'가 가능하다

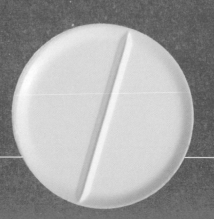

'신약일수록 안전하고 효과가 있을 것이다.'
이렇게 믿는 사람들이 적지 않다. 하지만 꼭
그렇다고 할 수는 없다. 가고시마현에서 고령
자 시설과 연계해 새로운 방문진료의 모델을
구축하기 위해 하루하루 힘쓰고 있는 모리타
히로유키 의사는 "애초에 신약을 맹신해서는
안 된다"라고 경종을 울린다. 그렇다면 우리
는 신약을 어떻게 대해야 할까?

기자 : 도리다마리 도루
의사 : 모리타 히로유키

신약은 어떤 부작용이 있을지
아직 모릅니다

기자　얼마 전 트위터에 코로나19 백신과 치료제에 대해 '애초에 신약을 맹신해서는 안 된다'라는 글을 올리셨죠. 저도 맞는 말이라고 생각하는데, 다시 한 번 그 이야기를 듣고 싶네요. 선배들에게 듣고 배운 이야기라고 하셨는데, 연수의(한국의 인턴·레지던트) 시절의 일인가요?

의사　연수의 시절에 신약만 믿어서는 안 된다는 교훈을 여러 선배들에게 들었습니다. 지금 젊은 의사들은 그런 말을 들어본 적이 없다는 반응을 보이겠지만, 제가 젊었을 때는 신약은 가능하면 쓰지 말라고 했어요.

왜냐하면 처음에는 몰랐던 여러 가지 부작용이 나중에 생길 수 있기 때문입니다. 물론 기존의 약으로 대처할 수 없는 경우에는 치료를 위해 신약을 써야겠지요. 하지만 그런 경우가 아니라 같은 작용을 하는 오래된 약이 있다면 그 약을 쓰라는 말을 자주 들었습니다.

저는 대학병원에 남지 않고 미야자키현의 일반 병원에서 연수의를 했는데, 그곳 내과 의사들 얘기입니다. 벌써 20년도 더 지난 이야기죠. 당시에 선생님들이 40~50대였으니까 지금은 60~70대이겠죠.

기자 구체적으로 어떤 약에 대해 그렇게 이야기했는지 기억하세요?

의사 그 시절에 특히 화제가 된 것이 안지오텐신 Ⅱ 수용체 차단제(ARB)*입니다.

기자 강압제(고혈압 치료제)의 일종이잖아요. 지금은 복제약도 나오지만, 당시에는 안지오텐신 전환효소(ACE) 억제제에 이은 획기적인 신약이라고 광고했어요.

의사 맞아요. 당시에도 미국에서는 고혈압 치료로 오래전부터 있던 이뇨제와 칼슘길항제를 첫 번째로 선택했습니다. 이뇨제는 1알에 10엔도 안 되는 약이 많습니다. 그런데 ARB는 신약이었으니까 1알에 수십 엔부터 수백 엔으로 비쌌죠. 그래서 제약회사는 이 약을 팔려고 했어요.

제약회사 영업사원(의약정보전달자, MR)이 의사들에게 엄청난 판매 공세를 퍼부었습니다. 당시는 접대도 가능했으니까요. ARB를 처방하는 의사가 늘어나자 강압제뿐만 아니라 모든 약 중에서 매출이 가장 높은 약이 되었습니다.

기자 다케다약품공업의 고혈압 치료제 블로프레스(칸데사르탄) 등은 판매가 시작된 2014년에 1년 만에 1천억 엔 가까이(946억 엔) 판매되었죠. 이런 큰 이익을 올린 신약을 제약업계에서는 '블록버스터'라고 부릅니다.

의사 그런 상황에서 "ARB 같은 신약을 쉽게 쓸 게 아니라 오래되고 좋은 약이 있으니 그런 약을 제대로 쓰자"라고 말한 선배가 있었어요. 특히 논문을 읽고 제대로 공부하는 의사들은 그런 경향이 강했죠.

기자 '오래되고 좋은 약'이라는 것은 칼슘길항제나 이뇨제 같은 것이죠?

의사 그렇습니다. 암로디핀(칼슘길항제)이나 푸로세미드(이뇨제) 같은 거죠. 이런 약부터 제대로 사용해보고 나서, 그래도 혈압이 내려가지 않는 사람은 어쩔 수 없이 최후의 수단으로 ARB를 쓰자는 것이었어요. 새로운 약은 아무래도 어떤 부작용이 있을지도 모르고 약값도 비쌉니다. 이런 점을 생각하면 딱히 선택할 이유가 없다고, 제대로 공부한 의사라면 모두 그렇게 말했습니다.

○ ○ ○ ○ ○ ○ ○

● **안지오텐신 II 수용체 차단제(ARB)** : 혈압을 낮추는 작용을 하는 강압제(고혈압 치료제)로는 이뇨제, 알파-1 차단제, 베타 차단제, 칼슘길항제, ACE, ARB 등이 있다. ARB의 주성분은 로사르탄, 칸데사르탄, 발사르탄, 텔미사르탄, 올메사르탄, 이르베사르탄, 아질사르탄 등이다.

제약회사는
유리한 정보만 말합니다

기자   제약회사가 신약을 홍보할 때는 당연히 좋은 말만 하고 불리한 이야기는 하지 않겠죠?

의사   당연하죠. NNT° 같은 건 전혀 언급하지 않아요.

기자   100명 중 몇 명이 뇌졸중 또는 심근경색에 걸리지 않았는지는 이야기하지 않고, '몇 퍼센트가 혈압이 떨어졌다'는 식으로 효과가 커 보이는 숫자만 강조하죠.

의사   이렇게 많은 사람들에게 이만큼 좋은 효과가 있었으니 여러분도 꼭 검토해달라는 식이죠. 하지만 의식이 높은 의사들은 NNT나 약값에 대해 질문합니다.

기자 저도 병원에 취재를 가면 제약회사 MR들이 교수실이나 부장실 또는 의국 앞에 쭉 서 있는 모습을 자주 봤어요.

의사 지금은 'MR 출입 금지'인 병원이 꽤 많아서 그런 광경을 거의 볼 수 없죠. 하지만 예전에는 어느 병원에 가든 MR이 의사가 올 때까지 몇 시간이고 서서 계속 기다렸어요.

기자 그렇게 순서가 오면 신약에 대한 설명서나 논문을 가지고 가서 신약이 얼마나 뛰어난지 어필하는 거죠.

의사 전혀 상대하지 않는 의사도 있고, 반대로 잘 이용하는 의사도 있었어요. 당시는 인터넷이 그렇게까지 발달하지 않아서 논문을 모으기도 꽤 어려웠거든요. 그래서 제약회사 MR에게 논문을 모아달라고 하는 경우도 꽤 있었던 모양입니다.

기자 의사들도 일상 업무로 바쁘니까요. 특히 병원에서 일하는 의사는 본인의 업무만으로도 완전히 지쳐버리니까 시간 내서 공부하기가 어렵겠죠. 그래서 제약회사가 제공하는 정보에 치우치는 것 아닐까요?

의사 제약회사 쪽은 자신에게 유리한 정보만 내놓기 때문에 밀접한 관계를 맺는 것은 좋지 않습니다.

기자 그래서 많은 의사들이 고혈압 환자에게 이뇨제와 칼슘길항제보다 ARB를 처방하게 되죠.

의사 그런 광경을 보면 그렇게 생각할 수밖에 없어요. 현실적으로 ARB의 매출이 엄청나게 늘어났으니까요. 게다가 그 후에 디오반 사건˚도 일어났어요.

기자 블로프레스 문제*도 있었죠. 둘 다 임상시험을 한 일본의 대학에 제약회사가 억대의 금액을 기부한 것도 문제가 되었습니다.

의사 데이터 조작 사건뿐만 아니라 의약품 등에 의한 건강 피해가 꽤 나왔어요. 이레사 간질성 폐렴*도 저 역시 몇 건이나 경험했으니까요.

기자 환자가 간질성 폐렴에 걸리면 무섭죠. 실제로 800명 이상이 사망했습니다.

의사 그래서 신약의 무서움을 아는 의사는 쉽게 달려들지 않아요. 코로나19 백신이나 치료제도 완전히 새로운 약이니까 의사들이 쉽게 쓰지 않을 거라고 생각했어요. 그런데 의외로 그런 말을 하는 의사가 굉장히 적었습니다.

○○○○○○

● **NNT** : Number Needed to Treat. '치료 필요 환자 수'를 말하며, 검사, 복약, 수술 등을 한 경우 몇 사람에게 적용하면 한 사람을 질병에서 구할 수 있을지를 임상시험 결과를 토대로 계산한 수치다. 예를 들어 100명당 10명이 발병하는 질병에서 약을 먹은 결과, 발병이 5명으로 줄었다고 하면 질병 감소 효과는 50%가 된다. 이것을 '상대 위험 감소율'이라고 한다.

하지만 NNT를 계산하면 20[100÷(10-5)]이 된다. 즉, 20명이 그 약을 먹으면 1명을 치료할 수 있다는 것이다. 전체(100명)를 모수로 계산하면 질병의 감소 효과는 100명 중 5명이니까 5%가 된다. 이것을 '절대 위험 감소율'이라고 한다.

예를 들어 강압제는 5년간 계속 복용하면 125명 중 1명의 목숨을 살리고 67명 중

1명이 뇌졸중, 100명 중 1명이 심장 발작을 피할 수 있다. 또 스타틴(콜레스테롤 저하제)은 심장 질환이 없었던 사람이 5년간 계속 복용하면 104명 중 1명이 심장 발작, 154명 중 1명이 뇌졸중을 피할 수 있지만, 목숨을 살릴 수 있는 사람은 0명이라는 것이 임상시험 결과이다.

제약회사는 약에 대한 논문이나 팸플릿에 효과가 커 보이는 상대 위험 감소율은 잘 사용하지만, 효과가 작아 보이는 NNT나 절대 위험 감소율은 잘 쓰지 않는다.

• **디오반 사건** : 2000년에 나온 노바티스의 ARB 계열 '디오반(발사르탄)'에 대해 일본 국내 5개 대학(교토부립의대, 도쿄지케이카이의과대학, 지바대학, 나고야대학, 시가의료대학)에서 실시한 임상시험에서 노바티스의 전 사원이 데이터를 불법적으로 조작한 의혹이 드러났다. 그 후 후생노동성이 전 사원과 노바티스를 '과대광고에 의한 약사법' 위반 혐의로 고발하는 사태까지 이어졌다(전 사원과 노바티스는 제1심과 항소심에서 무죄, 2021년 6월에 최고재판소가 상고를 기각해 무죄 확정). 노바티스는 상기 임상시험 데이터로 강연회와 좌담회를 활발하게 진행하여 디오반은 연간 1,400억 엔(약 1조 3천억 원)이나 되는 매출을 올리는 블록버스터가 되었지만, 후에 상기 임상시험 논문은 문제가 드러나 전부 철회됐다.

• **블로프레스 문제** : 1999년에 발매된 다케다약품공업의 ARB 계열 '블로프레스(칸데사르탄)'의 의사 대상 전문지 광고에서 임상시험과는 다른 그래프가 사용된 사실이 드러났다. 심부전이나 뇌혈관 질환 등의 심혈관계 질환에 걸릴 위험이 다른 강압제보다 낮은 것처럼 표시된 것이다. 2015년 6월에 후생노동성은 '골든크로스'라는 말을 사용하는 등 과대광고가 있었다고 하여 '의약품의료기기법(약기법)'에 따라 다케다약품공업에 개선 명령을 내렸다.

• **이레사 간질성 폐렴** : 이레사(게피티니브)는 아스트라제네카의 폐암 치료제로 발매 전부터 효과가 높을 뿐만 아니라 부작용이 적은 획기적인 항암제로 신문, TV 등

에 보도되어 2002년 7월에 이례적으로 빠르게 신청 5개월 만에 일본에서 승인받았다. 발매 후 먹는 약으로 처방하기도 쉬워서 많은 환자들에게 투여했지만, 임상시험에서는 충분히 검출되지 않았던 위중한 간질성 폐렴이 부작용으로 다수 발생하여 2011년 9월까지 834명이 사망하는 최악의 사태가 벌어졌다.

혈압약도 얼마든지
줄일 수 있습니다

기자 코로나19 이야기를 하기 전에 강압제에 대해 조금 더 자세히 이야기해보고 싶어요. ARB가 등장한 지 20년이 넘었는데, 현재의 평가를 어떻게 생각하시나요?

의사 지금은 부작용에 대해 큰 문제는 없다고 생각해요. 다만 약 값이 여전히 비싸죠. 더 저렴한 약이 있으니까요. 기본적으로 저는 ARB를 처방하지 않습니다.

기자 그러면 혈압이 높은 환자의 경우, 혈압 상태에 따라 다르겠지만 어떤 약을 우선적으로 처방하나요?

의사 그 전제가 잘못되었어요. 일단 혈압을 반드시 낮춰야 한다고 생각하지 않으니까요. 저는 재택의료를 하고 있어서 대부분 다른 의사에게 치료받던 환자들을 봅니다. 특히 퇴원한 환자들은 병원 처방약이 굉장히 많아요. 그래서 제가 가장 많이 하는 일이 '약을 줄여가는 것'입니다. 특히 ARB는 가장 먼저 줄여야 할 약입니다.

기자 이유가 뭔가요?

의사 일단 약값이 비쌉니다. 그리고 80대, 90대 할아버지, 할머니가 되면 신기하게도 ARB를 빼도 혈압이 거의 변하지 않아요.

기자 병태적 또는 약리학적으로 이유가 밝혀진 것이 아니라 경험상으로 그렇다는 건가요?

의사 네, 경험상으로요. 대체로 약을 줄일 때는 일단 그 약을 중지해보고 혈압이 올라가면 다시 복용하면 됩니다. 그래서 정말 한번 해본다는 마음으로 약을 빼보는 거예요. 대부분 혈압이 변하지 않아서 그냥 그대로 끊게 됩니다.

기자 그런 환자는 다른 혈압약을 먹는 경우가 많죠?

의사 그런 사람도 있어요. 칼슘길항제, 이뇨제, 그리고 ARB. 심지어 베타 차단제(베타 블로커)까지 먹는 사람도 있습니다.

기자 그렇게 몇 종류나 먹으면 혈압이 엄청 떨어지거나 심장 기능에 이상이 생기지 않을까요?

의사 이뇨제를 너무 많이 먹어서 상태가 심각해진 사람이 있었어요. 앞으로 1, 2주 정도면 임종 케어에 들어가니까 병원에서 할 수 있는 일이 없어서 집으로 돌아가 재택의료를 하기로 한 환자였죠. 그런데 알고 보니 이뇨제를 과다 복용해서 탈수 상태인 거예요. 링거를 맞고 수분을 보충하고 이뇨제를 끊었더니 2주 만에 정상적으로 돌아와 밭에 나가서 일할 수 있게 되었죠. 1년 정도 지났는데, 지금도 굉장히 건강해요. 임종 케어를 한다던 사람이 말이에요.

기자 그러니까 약의 종류뿐 아니라 약의 양이 많거나 같은 질병으로 여러 종류의 약을 먹는 것도 문제라는 거네요.

의사 그렇습니다. 다약제 복용입니다. 10종류, 15종류나 먹는 사람이 엄청나게 많아요. 아무튼 혈압을 낮추려고 하는 의사가 너무 많아요. 혈압이 많이 떨어진 사람이나 적정 혈압을 유지하는 사람은 약을 줄여도 될 텐데 대부분 하지 않습니다.

기자 일단 약을 먹기 시작하면 같은 약을 같은 양으로 몇 년 동안 계속 복용하는 사람이 많습니다. 혈압은 일반적으로 추워지면 올라가고 더워지면 내려갑니다. 계절뿐만 아니라 환자의 연령이나 컨디션에 따라서도 오르내리는데 약을 전혀 바꾸지 않고 60대에 처방받던 약을 80대가 되어서도 그대로 먹는다더라고요.

의사 90% 이상이 그럴 겁니다. 한번 먹기 시작하면 평생 끊을 수 없다고, 환자뿐만 아니라 의사도 그렇게 생각하죠.

기자 스타틴˚도 첫 번째로 줄여야 할 약으로 꼽히죠.

의사 일본의 콜레스테롤 기준치˚는 너무 엄격합니다. 참고로 저는 LDL 콜레스테롤 수치가 상당히 높지만, 약은 먹지 않아요.

콜레스테롤은 그렇게 신경 쓰지 않아도 된다고 생각합니다. 혈당도 너무 높으면 좋지 않지만, 반대로 너무 낮은 것도 문제입니다. 저혈당이 발생한 사람도 적지 않아요.

기자 고령자 중에는 약으로 혈압을 너무 낮춰서 인지 기능이 나빠지는 사람도 많다고 들었습니다.

의사 자주 있어요. 병원에서 혈압을 측정하면 평소보다 높게 나와요. '백의 고혈압'이라는 현상입니다. 병원에서 혈압을 측정했을 때는 "딱 좋네"라고 해도 집에서 재보면 굉장히 낮은 사람이 많습니다. 그래서 최근에는 집에서 혈압을 재자고 하지만, 그래도 혈압을 너무 낮춘다는 생각이 듭니다. 혈압이 너무 낮아서 치매가 되는 경우도 있지 않을까요.

○ ○ ○ ○ ○ ○

- **스타틴** : 간에서 콜레스테롤 합성을 억제해 혈액 속의 LDL(나쁜) 콜레스테롤을 낮추는 약이다. 콜레스테롤 수치가 높으면 동맥경화가 진행된다고 해서 심근경색이나 뇌졸중의 위험을 낮출 목적으로 처방된다. 성분명으로 프라바스타틴, 심바스타틴, 아토르바스타틴, 로수바스타틴, 피타바스타틴 등이 있다.

- **콜레스테롤 기준치** : 일본동맥경화학회가 정한 기준치는 총콜레스테롤 120~220mg/dL, HDL 콜레스테롤 40~70mg/dL, LDL 콜레스테롤 70~140mg/dL이다. 이 기준에서 벗어나면 '지질이상증'이라고 부른다.

약을 10알이나 먹는데
나아지지 않는다면 의심해봅니다

의사 약은 6종류 이상 먹으면 이상 사례가 나오기 쉽다고 해요. 그래
서 의사는 가능한 약을 줄여나가야 합니다. 하지만 아직은 제
대로 약을 조절하고 줄이는 의사가 거의 없어요. 아무런 죄책
감도 없이 10종류, 15종류를 처방하는 경우가 대부분입니다.

기자 도쿄대학 노인병과의 아키시타 마사히로 교수가 《약은 5종
류까지-중장년의 현명한 약 복용》이라는 책을 쓰기도 했죠.
저도 약을 6종류 이상 복용하면 이상 사례가 나오기 쉽다는
기사를 여러 번 주간지에 썼습니다. 코로나19 사태가 일어나
기 훨씬 전부터 다약제 복용이 문제되었지만 거의 개선되지

않았네요.

의사 저에게 진료받은 고령의 환자는 거의 모두 너무 많은 종류의
약을 복용하고 있었습니다.

기자 왜 끊지 못할까요? 다양한 이유를 생각해볼 수 있을 것 같네
요. 의사가 다약제 복용이 좋지 않다는 것을 모르는지, 그냥
아무 생각 없이 약을 처방하는 것인지……. 아니면 환자가 여
러 병원을 다니면서 약이 늘어난 걸까요?

의사 전부 해당됩니다. 그중에 가장 큰 문제는 의사들이 다약제 복
용이 좋지 않다는 생각을 거의 하지 않는 거예요. 실제로 처
방하는 입장에서는 이해되는 측면도 있습니다. '진료 가이드
라인'*이란 게 있잖아요. 혈압, 콜레스테롤, 혈당은 각각의 기
준치가 있고, 그 이하를 목표로 해야 한다고 적혀 있으니 거
기에 따르는 것이죠. 게다가 기준치를 달성하지 못하면 의사
의 책임이라고 생각합니다.

기자 이른바 '방어 진료'네요. 진료 가이드라인대로 검사와 치료를
하지 않다가 병을 놓치거나 나쁜 결과가 나온다면 환자에게
소송을 당할 수도 있으니까요. 만일의 경우가 생기더라도 제
대로 치료했다는 근거를 대려면 가이드라인에 따라 진단하
고 치료해야겠죠.

의사 그래요. 소송을 당하는 일까지는 거의 없다고 하지만, '왜 기준
치를 달성하지 못했지?'라는 지적을 받으면 변명하기 어렵죠.
그렇기 때문에 가이드라인을 무시하고 약을 줄여가는 것은

굉장히 용기가 필요한 일입니다. 환자의 인생까지 생각하면서 그 사람의 행복을 위해 혈압이 높은 상태를 허용하기가 쉽지 않아요. 의사로서 분명 각오가 필요한 행동입니다. 그렇게까지 각오한 의사가 없다는 뜻이죠.

○ ○ ○ ○ ○ ○

● **진료 가이드라인** : 각각의 질환과 관련된 학회가 전문위원회를 만들어 임상시험의 근거 등에 따라 현시점에서 최선의 검사와 치료 방법에 대해 Q&A 방식 등으로 정리한 것이다. 서적으로 판매하기도 하고 전문을 홈페이지에 공개하기도 한다. 2000년쯤부터 의사와 의료기관에 따라 제각각이던 진료의 질을 일정하게 유지할 목적으로 작성되었다.

약에 의존하면
삶의 질이 떨어집니다

기자 지금은 최고 혈압(수축기 혈압)이 진찰실에서 잰 것을 기준으로 140mmHg까지 정상 범위이고, 그 이상이 고혈압이라고 합니다. 하지만 가이드라인이 없던 예전에는 '90+연령'까지는 괜찮다고 했다더군요.

의사 맞아요. 90세라면 180까지는 괜찮다는 뜻이죠.

기자 그런데 지금의 가이드라인으로는 90세라도 180이라는 수치는 허용되지 않아요. 선생님께서는 80대 환자의 혈압이 170이거나, 90대 환자의 혈압이 180으로 기준치를 초과하면 어떻게 판단하나요?

의사　저는 방문진료 위주로 하고 있어서 기본적으로 일상생활을 제대로 볼 수 있어요. 그리고 요양시설과 연계되어 있어서 환자의 혈압을 면밀하게 측정할 수 있습니다. 그렇게 꾸준히 체크할 수 있으니까 안심하고 약을 조절할 수 있어요.

　　　병원에서 혈압이 180이었다고 해도 실제로는 알 수 없습니다. 그런데 저는 집에서 몇 번이고 혈압을 잴 수 있으니까 편안한 상태의 '진짜 혈압'을 알 수 있어요. 제대로 측정해보면 90대에 180까지 나오는 사람은 없습니다. 운동이나 밭일을 조금 한 후에 160 정도까지 올라가는 사람은 꽤 있지만, 그런 사람도 안정을 취하면 130이나 높아도 140 정도입니다.

　　　제 경험치일지도 모르지만 나이가 들면 자연스럽게 혈압이 떨어지는 사람들이 많아요.

기자　그건 심장의 박출 능력이 떨어진다는 건가요?

의사　그런 경우도 있겠네요. 보통 혈압이 내려가는 것은 좋다고 생각합니다. 그런데 심장 박출 능력이 떨어져서 혈압이 내려갔다면 좋다고 할 수 없겠죠.

기자　왜 나이가 들면 혈압이 올라갈까요? 동맥경화가 진행되면서 혈관의 탄력성이 떨어지는데, 몸 구석구석까지 혈류를 전달하기 위해서는 그만큼 압력이 필요하기 때문이라고 하더군요.

의사　그렇게 생각하면 억지로 혈압을 내려버렸을 때는 오히려 혈류가 구석구석까지 흐르지 않겠네요.

기자　혈압이 오르거나 내려가는 것은 생체조절 기능 때문이에요.

그 사람에게 가장 좋은 상태로 만들려고 몸이 혈압을 높이는 측면도 있어요.

의사 환자가 집에서 잰 혈압은 완전 달라요. 환자의 집에만 가봐도 어떤 생활을 하는지 알 수 있어요. 정말 수없이 많은 정보가 들어오죠. 예를 들어 테이블 위에 귤이나 달콤한 빵이 놓여 있다든가……. 화장실 상황은 어떤지, 동선은 어떻게 되어 있는지, 욕실이 북쪽에 있어서 겨울에 엄청 추운 것은 아닌지…….

기자 테이블 위에 빵만 놓여 있다면 채소를 조금 더 먹으라고 하거나, 욕실이 추우면 혈압이 올라가니까 히터를 두면 좋다고 조언하는 것처럼 약보다 생활 개선을 더 우선시하는 건가요?

의사 그렇죠. 욕실에 관해서는 정말 그렇게 말해요. 하지만 식생활에 대해서는 아무 말도 하지 않아요. 그냥 좋아하는 걸 먹으면 된다고 생각하거든요. 80세, 90세가 되어 재택의료를 받는 단계에서 식사 제한까지 하면 그야말로 생활의 '질'이 떨어집니다.

기자 일반적으로 고혈압인 사람에게는 염분을 줄이라고 하죠. 그런데 최근에는 혈압과 염분은 관계가 없다는 설도 있어요. 선생님은 어떻게 생각하세요?

의사 의학계도 '염분 제한'과 '관계없다'로 양분되어 있어요. 다만 저는 의학적인 진위 여부는 크게 관심이 없고, 그 사람이 좋아하면 먹어도 된다고 생각합니다.

기자　예를 들어 오징어젓갈을 정말 좋아하면 먹어도 상관없다는 건가요?

의사　저는 한 번도 염분 제한 같은 걸 해본 적이 없어요.

기자　그런 제한으로 스트레스를 받거나 인생의 즐거움이 줄어들면 오히려 그 사람의 건강에 안 좋다고 생각하시나요?

의사　저는 그렇다고 생각합니다.

기자　당뇨병 치료에도 적용되는 이야기인가요?

의사　그렇습니다. 원칙적으로 저는 당뇨이니까 식사 제한을 해야 한다고 말하지 않아요. 가끔 하는 경우도 있지만요.

기자　그러면 청량음료만 마시는 사람에게 끊으라고 하시나요?

의사　그만 먹으라고는 못 해요. 그런데 젊은 사람이라면 말하죠. 30~40대인 경우에는 혈당이 200, 300mg/dL(공복 혈당의 정상 범위는 70~110)이나 되면 "콜라만 마시면 좋지 않다"라고 말하죠. 하지만 80~90대인 경우에는 혈당이 200, 300mg/dL이라도 청량음료나 단팥빵을 먹어도 괜찮다고 생각합니다.

치매약은 사실상 거의 효과가 없습니다

기자   혈압, 콜레스테롤, 혈당도 재택의료를 받는 단계에서는 그 사람이 하고 싶은 일을 제한하면서까지 약을 사용해서 억지로 내릴 필요 없다는 거네요. 그 외에도 우리가 자주 먹는 약 가운데 필요 없다거나 끊는 게 좋다고 생각하는 약이 있을까요?

의사   역시 치매 치료제죠. 솔직히 모두가 생각하는 것만큼 효과가 없습니다. 치매약은 제가 직접 새로 처방하는 경우는 거의 없어요.

기자   오히려 끊는 경우가 많나요?

의사   끊는 경우가 많죠. 아리셉트(도네페질)는 "치료 효과의 증거가 더 이상 나타나지 않을 때 치료 중단을 고려해야 한다"라고 첨부 문서에 쓰여 있어요. 하지만 아무도 끊지 않아요. 효과가 거의 없는데도 말이죠.

기자 주치의가 끊지 않는다는 것이겠죠.

의사 그렇죠. 첨부 문서에 '치료 중단을 고려해야 한다'라고 쓰여 있다는 것조차 모르는 의사들이 많습니다.

기자 도네페질을 비롯한 치매 치료제는 쉽게 화를 내거나 흥분하는 부작용도 있다고 들었어요.

의사 맞아요. 반대로 신경이 안정되어 졸릴 수도 있어요. 다양한 신경에 영향을 주니까 여러 부작용이 생깁니다. 그래서 좋지 않은 부작용이 나오면 끊는 것이 당연하고, 부작용이 없어도 효과가 없다면 끊어야죠. 조금이라도 줄이는 것이 좋습니다. 약은 리스크이니까요.

기자 도네페질은 2018년에 프랑스 보건성이 의료상 이익이 불충분하다고 보험 적용에서 제외했습니다. 그 정도로 효과가 불분명한 약이에요.

의사 그렇습니다. 그런데도 치매에는 필수적인 약이라는 식으로 일본에서는 아직도 많은 치매 환자들이 도네페질을 먹고 있어요.

기자 게다가 쉽게 화내고 흥분하니까 그걸 진정시키기 위해 또 항정신병약을 먹이는 경우도 있다고 들었습니다.

의사 약은 '덧셈' 같은 것으로 그냥 놔두면 점점 늘어나기만 합니다. 좀처럼 '뺄셈'이 되지 않아요. 정말 해결이 시급한 문제라고 생각합니다.

기자 신약으로 아리셉트가 등장했을 때(일본은 1999년에 판매 시작), 그동안 제대로 된 치매약이 없었던 탓에 처음으로 효과가 있는 약이 나왔다고 언론에서도 마치 꿈의 약인 것처럼 떠들썩했습니다.

의사 신약이라는 것은 대부분 그런 식으로 세상에 나옵니다.

기자 제조판매사인 에자이는 가장 많을 때 일본 국내에서 1천억 엔, 전 세계적으로는 3천억 엔 이상의 매출을 올리며 큰돈을 벌었습니다.

의사 정말 효과가 있는 약이면 제약회사가 팔려고 하지 않아도 모두가 원하겠죠. 제약회사가 영업 활동을 열심히 하지 않으면 팔리지 않는 약은 사실 그렇게 효과가 없는 겁니다.

수면제를 먹지 말고
환경을 바꿔보세요

기자   도네페질 외에 고령자가 많이 먹는 약 중에 또 필요 없는 약
      이 있을까요?

의사   수면제는 정말 필요 없습니다. 수면제라기보다 항정신병약
      같은 것은 특별한 목적 없이 먹는 사람들이 많아요.

기자   구체적으로 어떤 약이 많나요?

의사   항정신병약으로는 데파스(에티졸람)가 있어요.

기자   대표적인 벤조디아제핀계 항불안제 중 하나로 수면유도제로
      많이 쓰이죠.

의사   데파스는 사실 경추증과 요통에도 효과가 있어요. 그래서 어

깨 걸림 때문에 처방받아서 먹는 사람도 꽤 있죠. 의사로서 말하자면, 데파스 정도는 먹어도 괜찮습니다.

기자 그런데 벤조디아제핀계 약물은 의존성이 있기 때문에 주의해야 하잖아요. 끊을 때도 갑자기 끊을 수 없고 서서히 줄여야 해서 다루기 어려운 약입니다.

의사 일상적으로 복용하면 치매에 걸리기도 쉽다고 해요. 누워서 목만 흔들던 60대 여성이 있었는데, 그분도 데파스를 복용했어요. 이외에도 여러 가지 항정신병약을 복용해서 운동이상증(dyskinesia, 스스로 멈출 수 없는 불수의운동. 약의 부작용이나 뇌·신경 질환이 원인이다)이 생긴 거예요. 그런데 이런 약을 서서히 줄여나갔더니 일주일 후에는 증상이 조금씩 진정됐고, 2주가 지나자 제대로 숟가락을 들기 시작했습니다. 한 달 정도 지나니까 점점 감각이 돌아와 혼자 먹을 수 있게 되었어요.

기자 치매 증상이 있는 분인가요?

의사 전혀 없어요. 정신과에 입원해 있었는데, 코로나19 때문에 2~3년이나 가족과 만나지 못했어요. 약이 너무 많아서 운동이상증이 생기니까 어떻게 해야 할지 몰라서 동생이 저에게 도움을 요청한 겁니다.

기자 약을 처방한 의사들은 약 때문에 그렇게 됐다고 생각하지 않은 걸까요?

의사 소견서에는 "이제 약을 줄일 생각이었습니다"라고 쓰여 있었어요. 조금 더 빨리 줄였더라면 좋았겠죠. 약을 늘리기는 쉬워도 줄이는 건 정말 어려워요. 조금씩 줄여야 하기 때문에 굉장히 신경 쓰이고 환자의 상태도 꼼꼼히 관찰해야 해요. 그뿐만 아니라 이것은 사회적인 문제입니다.

정신적인 질환의 원인은 대부분 인간관계에서 생기는 갈등 같은 것이에요. 연인 사이, 부모와 자식 사이 등등 다양한 인간관계 속에서 마음이 자극을 받아요. 그래서 안심할 수 있는 환경과 인간관계 속에 있으면 많은 사람들의 상태가 좋아집니다.

따뜻한 환경에서 생활하는 환자들은 약을 줄일 수 있습니다. 그런데 어떤 시설은 밤에 잠을 못 자는 사람들이 많으니 수면제를 처방해달라고 해요.

기자 흔히 고령자도 '오늘 가야 할 곳'과 '오늘 해야 할 일'을 만들어 낮에 활동적으로 지내면 밤에 잘 잔다고 합니다. 또 고령자는 일찍 잠이 드는 편인데, 오히려 밤늦게까지 자지 않으면 아침에 적절한 시간에 일어날 수 있다는 이야기를 수면장애 전문의에게 들은 적이 있습니다.

의사 고령자는 잠이 오지 않는 것에 대해 그렇게 예민할 필요가 없어요. 쉽게 약을 쓰는 것이 아니라 잠이 오지 않으면 잠이 오지 않는 대로 생활하는 것이 좋아요.

기자 약에 의존하기보다 생활환경이 중요하다는 말씀이네요. 환경이 제대로 마련되어 있어야 약을 줄일 수 있다고 말이에요.

의사 불면증이 생기더라도 그것을 제대로 받아들이는 강인한 마

음이 의사에게 필요합니다. 그렇게 되면 환자도 대체로 좋아
집니다.

기자　치매 환자가 잠을 잘 못 자면 데파스, 이모반(조피클론), 마이
스리(졸피뎀) 같은 의존성이 있는 항불안제와 수면유도제가
많이 사용됩니다. 안심할 수 없는 환경에서 약에 의존하는 것
이 문제라고 생각해요.

의사　재택의료로 한 달에 한두 번 방문해도 그 사람의 생활을 제대
로 확인하지 않는 의사들이 많아요. 그 상태에서 약을 달라는
대로 그냥 주는 거예요. 그게 편하니까요.

기자　모리타 선생님은 어느 정도 빈도로 환자를 보러 가나요?

의사　자택에서 요양하는 환자는 한 달에 한두 번 정도, 시설에 입
원한 환자들은 일주일에 두세 번 정도 얼굴을 보러 갑니다.

기자　대체로 환자들을 잘 알겠네요.

의사　환자뿐 아니라 가족까지 전부 알아요. 수면제를 달라거나 열
이 38도 이상이면 재택의료 의사에게 연락하라는 매뉴얼이
있으면 의사로서 일하기가 힘들어요. 그래서 시설 직원이 의
료에 지나치게 의존하지 않고 어느 정도 자주적인 판단과 대
응을 할 수 있어야 합니다. 그런 곳을 꾸준히 방문해서 치료
하면 좋은 의료, 좋은 간병의 모델을 만들 수 있어요.

의료의 목적은 연명이 아니라
잘 사는 것입니다

기자　모리타 선생님께서는 잘 삼키지 못하는 환자의 입속에 음식을 넣었다가 흡인성 폐렴을 일으킬 수 있다고 일부 의사에게 비판을 받았죠.

의사　그런 글을 보면 의사는 정말 아무것도 모른다는 생각이 들어요. 일부 의사들은 먹는 도중에 말을 걸면 잘못 삼킬 위험이 있다고 이야기해요. 하지만 씹고 삼키는 것을 제대로 하기 때문에 먹인 거예요. 가족들도 아버지가 먹지도 못한 채 코에 관을 넣고 살기를 바라지는 않는다고 했어요. 그리고 무슨 일이 생겨도 괜찮다고 했어요. 본인도 그렇게 생각하고, 가족도 그렇게 생각했죠. 그다음에 임종 케어를 할 각오로 해보면 많은 분들이 먹을 수 있게 됩니다.

기자 '의료의 목적은 무엇인가?'라는 문제로군요. 의료는 어쨌든 연명이 목적입니다. 고령자들은 연명 치료를 선택하지 않으면 일찍 죽을 수도 있죠. 그 점에서 총사망률의 감소를 최종 목표로 해야 한다는 근거중심의학(EBM, Evidence Based Medicine)은 훌륭하다고 생각합니다.

하지만 어쩌면 연명을 목적으로 하는 것이 아니라 사람답게 잘 살기 위한 의료와 간병을 하는 것이 결과적으로 총사망률의 감소나 건강 수명의 연장으로 이어지는 것이 아닐까 하는 생각도 듭니다. 총사망률 감소는 결과일 뿐인데, 그것을 목표로 삼는 것은 잘못된 것이 아닐까요? 코로나19를 겪으면서 그런 생각이 강해졌어요.

의사 동의합니다. 임상연구로 검증된 과학적인 데이터를 의료 현장에 적용할 때는 근거만으로는 부족합니다. 의사의 경험과 환자의 가치관, 가족의 가치관을 고려해서 그 사람에게 가장 좋은 치료를 해야 합니다.

분명 '음식을 씹고 있을 때 말을 걸면 잘못 삼킬 위험이 높아진다'는 근거가 있을지 모릅니다. 하지만 잘못 삼키지 않으려면 집중해서 삼켜야 한다는 의사의 말을 듣고 집에 와서 벽을 보고 먹는다는 환자들이 있어요. 같이 즐겁게 식사하는 것도 인생에서 중요한 일입니다. 모두 같이 웃으면서 먹는다면 잘

못 삼킬 위험도 줄어듭니다.

기자 의료나 간병도 그 사람이 살아온 역사나 이야기를 빼고 할 수는 없어요. 그런데 이번 코로나19 사태로 그런 중요한 부분이 날아가 버렸다는 인상을 지울 수 없어요.

의사 다약제 복용의 개선, 사전돌봄계획(ACP)*의 실천, '병원사'에서 '재택사'로의 변화 등 의료와 간병에서 그 사람이 나답게 살 수 있도록 지원하는 흐름을 만들고 있었는데, 코로나19로 다 사라졌으니까요. 지금은 대부분 ACP에 대해 언급하지 않고 있어요.

기자 요양시설 입소자가 비닐에 둘러싸인 상태에서만 가족과 면회하고, 벽에 뚫린 구멍을 통해 물건을 주고받는 등 '여기가 구치소인가?'라는 생각이 들 정도로 비인간적인 일이 감염 대책이라는 이름으로 행해지고 있습니다.

의사 그렇죠. 관련 의사들은 들어갈 수 있지만, 기본적으로 가족이나 관계자 이외에는 요양시설이나 병원에 들어갈 수 없습니다. 저도 가끔 큰 병원에 가는데, 병실에는 거의 들어갈 수 없어요. 가족대기실 같은 곳에서 기다리면 환자가 옵니다. 병동에는 거의 갈 수 없어요.

기자 가족대기실도 아크릴판이나 비닐로 나눠져 있나요?

의사 그렇죠. 물론 마스크는 필수이고 환자와 간호사는 페이스실드(face shield, 안면보호대)도 착용합니다. 저도 면회할 때 마스크와 페이스실드를 착용합니다.

환자를 병원에 보내고 싶지 않다는 생각이 들어요. 저는 개업한 지 2년 반 정도 됐는데, 코로나19 이후 병원에 보낸 분이 거의 없어요. 죽음을 앞두고 있더라도 인간다운 생활을 하자는 생각이거든요. 환자와 가족들 모두 그런 생각을 가지도록 항상 노력합니다. 그래서 폐렴에 걸리거나 위독한 상태가 되었다고 해도 병원으로 긴급 이송하는 일이 한 건도 없습니다. 상당수가 코로나19에 감염되었지만 한 사람도 병원에 보내지 않았습니다.

기자 일단 병원으로 보내버리면, 선생님의 표현을 빌리자면 '가축'이 되어버린다는 거죠.

의사 수용소나 교도소, 아니 교도소보다 심하죠.

기자 코로나19에 감염되어 병원에 입원한 환자의 이야기를 들은 적이 있나요?

의사 코로나19로 반년간 입원한 환자가 있습니다. 코로나19로 인한 열은 사나흘 만에 내렸는데 입원 중에 흡인성 폐렴에 걸렸어요. 코로나19로 개인실에 들어가 격리 상태에 놓이니 의욕이 떨어지고 잘 삼키지도 못하게 된 거예요. 입원하기 전에도 지금처럼 삼킬 수 있었는데, 입원하고 1~2주 만에 흡인성 폐렴에 걸린 거예요. 폐렴 자체는 1, 2주 만에 나았어요. 그런데 반년간 재활병원에 입원해서 코에 관을 삽입해 영양분을 넣어주려고 했는데 환자가 거부한 거예요. 그래서 퇴원하고 집으로 돌아가자마자 관을 뽑았어요. 가족들은 반년간 거의 면회

금지 상태로 한두 번밖에 얼굴을 보지 못했다고 해요.

기자 본인이나 가족 모두 정신적으로 굉장히 힘들었을 거예요.

의사 입으로 밥을 먹을 수도 없고, 다리도 굉장히 가늘어져서 이른 바 폐용증후군(과도하게 안정을 취해 근육이 쇠약해지거나 관절이 구축되어 몸의 운동 기능이 현저하게 저하되는 것) 상태였어요. 정말 심각했죠.

기자 고령자는 코로나19 증상이 경미하더라도 격리 입원 때문에 오히려 몸이 더 쇠약해진다고 다른 의사도 말하더군요.

의사 바로 그 패턴이었어요. 그런 상황에 직면하면 '고령자 지키기'라는 표어를 내건 코로나19 감염 대책이 진정한 의미의 '고령자 지키기'인지 의구심이 듭니다.

○○○○○○

● **사전돌봄계획(ACP)** : Advance Care Planning. 만일의 경우에 대비하여 임종까지 그 사람이 나답게 살 수 있도록 본인, 가족, 의료, 간병 직원이 반복해서 어떤 의료와 돌봄이 필요한지 이야기를 나누고 그 사람의 의사 결정을 지원하는 프로세스를 말한다. 일본에서는 '인생회의'라고 한다.

효과가 확실하지 않은데도
처방하는 약이 있습니다

기자 　약 이야기로 돌아가면 백신뿐만 아니라 라게브리오나 조코
바 등 새로운 코로나19 치료제가 하나둘 나오고 있습니다. 렘
데시비르(베클루리)도 원래는 에볼라 치료제였는데, 코로나19
에 쓰이게 되었어요. 이런 상황을 모리타 선생님은 어떻게 생
각하세요?

의사 　솔직히 아무래도 좋다고 생각합니다. 어차피 효과가 있을지
없을지 모르는 '미묘'한 약이니까요. 이버멕틴도 마찬가지입
니다. 부정파와 긍정파로 갈리는데, 솔직히 저는 어느 쪽이든
상관없다고 생각합니다. 효과가 있다면 좋겠지만, 애초에 코

로나19 자체가 엄청난 병이 아닙니다.

기자 이버멕틴조차 필요 없는 사람이 대부분이라는 말씀이군요.

의사 저는 거의 처방하지 않아요. 오미크론 변이가 나오기 전에는 이버멕틴, 스테로이드, 라게브리오를 쓰기도 했어요. 그것도 두세 번 정도였지만요. 그런데 지금은 아무것도 쓰지 않습니다. 약을 처방한다면 해열제인 카로나르(아세트아미노펜)뿐입니다.

기자 다시 코로나19 백신에 대해 여쭤볼게요. 이스라엘에서 최초로 이 백신을 쓰기 시작하면서 일단은 감염의 물결이 잦아들었습니다. 인류의 승리라고 기뻐한 의사도 있었죠. 그런데 결과적으로 일본은 세계 최고 수준의 백신 접종률을 기록했음에도 제7차 유행 이후에 세계 최다 코로나19 확진자를 기록하고는 코로나19 사망자뿐만 아니라 국민 전체 사망자도 급증했습니다.

결과적으로 코로나19 백신은 기대만큼 효과가 없었습니다. 그럼에도 많은 의사들이 무비판적으로 새로운 백신에 달려들었습니다. 그걸 보고 어떤 생각이 드셨나요?

의사 일본 의학계가 이 정도로 바보 같고 어리석다고는 생각하지 않았어요. 좀 더 현명하다고 생각했습니다. 20년 전이라면 상황이 달랐을지도 모르지만, 의학·의료를 비판적으로 보던 사람들이 일제히 무너져버렸습니다. 젊은 의사들이 속아 넘어가는 것은 어쩔 수 없을지도 모릅니다. 하지만 나름대로 경험을 쌓은 의사들까지 속아버렸습니다.

기자 왜 중견 의사들까지 백신에 매달리게 되었을까요. 왜 이렇게 '바보'가 되어버렸다고 생각하시나요?

의사 교육이 잘못된 것일지도 모릅니다. 부모님이 말한 대로, 선생님이 말한 대로 공부해온 의대 우등생의 대부분은 위에서 주어진 과제나 매뉴얼을 깔끔하게 완료하는 것을 목표로 달려왔기 때문에 이번 코로나19 사태에도 이의를 제기하기가 불가능했을 것입니다.

기자 역시 인간은 '다른 것'을 해보지 않으면 깨닫지 못하는 것이 많아요. 이 책에 등장하는 나가오 선생님도 고등학교를 졸업하고 의대에 입학하기 전에 자동차 제조업체 생산 라인이나 토목공사에서 일용직으로 일한 경험이 있습니다. 고다마 선생님도 낮에는 일용직 근로자로, 밤에는 술집에서 일하는 고된 생활을 하다가 고등학교 졸업 후 꼬박 3년이 걸려서 의대에 입학했다고 합니다. 모리타 선생님도 히토쓰바시대학 경제학부를 나온 후에 의대에 들어갔고요. 그렇게 다른 일을 한경험이 지금의 일과 연결되거나 코로나19, 백신, 신약을 생각할 때 영향을 주는 부분이 있다고 생각하세요?

의사 엄청 많죠. 다른 일을 하지 않고 의학만 공부했다면 코로나19 백신을 추진했을지도 모릅니다. 특히 저는 의사가 되고 재정이 파탄 나서 병원이 없어진 홋카이도 유바리에서 재택의료 경험을 쌓은 것이 큰 영향을 미쳤어요. 유바리에 가기 전에는 아직 어리고 의학을 신봉해서 매뉴얼대로 의료행위를 하는 것이 의사의 의무라고 생각했으니까요.

기자 유바리에 가서 그런 생각이 바뀐 이유는 뭔가요?

의사 유바리의 할아버지, 할머니, 지역 사람들과 같이 술자리를 가지면서 배운 것이 엄청 컸다고 할까요. 의료의 관점으로만 보는 세계와 일반 사회를 경험하는 사람들이 보는 세계가 이 정도로 다르다는 사실을 그곳에서 알게 되었습니다.

저는 원래 문과였지만, 의대 6년, 연수의 6년을 하다 보면 10년 이상 의료계에 완전히 침식되어 아무래도 그 세계를 벗어나기 어렵습니다. 친구도, 선배도, 거의 다 의사들이니까요. 그런데 유바리 지역 사람들과 이야기해보면 그들은 전혀 다른 생각을 하고 있는 거예요. 그들이 생각하는 건강이나 행복은 의료계에서 배운 것과 전혀 다르다는 사실을 새삼스럽게 느낄 수 있었습니다. '그러면 그것을 지키는 데 의료가 방해되지는 않아야겠다', '약 같은 건 먹지 않아도 괜찮지 않나' 하는 생각을 하게 되었어요.

나에게 꼭 필요한 약이
무엇인지 알아야 합니다

기자   재택의료를 하면서 배운 것 중에 구체적으로 기억나는 에피
소드가 있을까요?

의사   굉장히 상징적인 일이 하나 있었어요. 간염으로 간이 안 좋은
할머니가 있었어요. 간 수치가 나빴지만, 그런 대로 소강상태
라 집에서 일반적인 생활을 하고 있었습니다. 그런데 어느 날
갑자기 나빠졌어요. 밭에서 쓰러졌다는 전화를 받고 왕진을
갔더니 의식이 몽롱하고 급격하게 악화될 것 같았어요. 그 자
리에서 채혈하고 간 수치를 보니 역시 엄청 나쁜 거예요. 촌
각을 다투는 상황이었기 때문에 남편에게 말해 구급차를 불

러 삿포로의 큰 병원으로 보냈어요.

그로부터 약 한 달 후에 지역 술자리에서 그 남편과 만났어요. 그때는 이미 부인이 돌아가신 뒤였습니다. 그 사실을 저도 알고 있었고, 비난받을 거라고는 전혀 예상하지 못했어요. 그런데 남편이 굉장히 유감스럽다는 표정으로 "아내는 집에서 죽고 싶다고 항상 말했어. 구급차에 타지 않아도 되지 않았나? 나는 살려달라는 말 같은 거 한 번도 안 했어"라고 하는 거예요. 저로서는 가장 적합한 의료를 제공했다고 생각했는데 말이에요.

우리가 생각하는 '적합한 의료'와 환자의 '행복'은 전혀 다른 차원이라는 사실을 뼈아프게 통감했습니다. 유바리 지역 사람들과 술자리를 같이할 정도로 친했기 때문에 이런 사실을 깨달을 수 있었죠. 의료 현장에만 집중하는 의사나 간호사라면 눈치채지 못할 수도 있습니다.

기자 저도 그렇게 생각해요. 의료 현장에서 바쁘게 일하는 사람들, 그중에 중증의 코로나19 환자를 치료하는 병원의 의사나 간호사는 중증 환자만 봤어요. 특히 델타 변이 이전이라면 폐가 새하얗게 변해서 순식간에 나빠지고 인공호흡기나 체외막산소공급장치(ECMO)를 하지 않으면 생명을 잃을 수 있는 아슬아슬한 상태의 환자만 봤으니까요.

그들에게는 그것이 눈앞의 현실이고, 그런 상황을 보고 있으면 코로나19가 무섭다고 생각하는 것도 당연합니다. 게다가 머리에 들어오는 정보는 백신이나 치료제가 효과 있다는 논문 내용뿐일 테니까요.

더 나아가 원내 감염이 발생하지 않도록 병원에서 일하는 사람들은 밖에 술을 마시러 나가거나 고향에 가는 것을 자제해야 합니다. 바깥세상은 더럽다며 폐쇄된 공간에 가두고 편리한 교리만 머리에 집어넣는 사이비 종교의 세뇌 방법과 굉장히 비슷합니다. 그런데 우리가 살고 있는 일상을 둘러보면 거리에서 코로나19로 쓰러져 있는 사람을 본 적이 없습니다.

코로나19에 걸려도 감기 정도의 증상이거나 심해도 독감 정도로 끝나는 사람이 대부분이고, 다행히 제 지인 중에 코로나19로 사망한 사람은 한 명도 없습니다. 물론 코로나19로 가족이나 지인이 돌아가신 분도 계시겠죠. 하지만 그렇게 많지 않을 것입니다. 그러니까 의료 종사자도, 평범하게 사회생활을 하는 우리도 서로가 보는 세계가 사실은 전혀 다르다는 것을 이해해야 합니다.

마스크도 그렇습니다.《마스크 사회는 위험하다:아이 발달에 '매일 마스크'는 어떤 영향을 줄까?》라는 책에 저자인 교토대학 대학원의 묘와 마사코 교수와 나눈 대담이 있는데, 마스크를 쓰지 않고 학교에 갔다가 수업을 듣지 못한 고교생의 이야기가 소개되었습니다. 그 학생이 다니는 고등학교 교감 선생님과 전화로 이야기했더니 코로나19 사태로 3년 동안 술을 마시러 간 적도 없다는 거예요.

도쿄의 우에노나 신바시에 술을 마시러 가면 전부 가게 안에서 마스크도 하지 않고 큰 소리로 떠들어요. 아크릴판 같은 것도 거추장스러우니까 치워버립니다. 다들 코로나19 감염 같은 건 신경 안 써요. 실제로 그런 모습을 보면 학생들이 교실에서 마스크를 쓰고 급식이나 도시락을 먹을 때 대화를 자제해야 하는 상황이 얼마나 이상한지 깨닫게 됩니다.

그런데 의사, 간호사, 학교 선생님은 대부분 '술을 마시러 가면 코로나19가 옮는다', '집단 감염이 일어나면 호되게 비난받는다'라며 계속 긴장 상태에 있어요. 이런 것이 의료 종사자나 교육 관계자의 인식을 심각하게 왜곡하는 것 아닐까요?

의사 동감합니다. 의료 종사자나 교육 관계자들은 사회를 제대로 보려고 하지 않고, 전체적으로 사회를 파악하는 능력이 결여되어 있어요. 상당수가 우리의 일상에서 멀리 떨어진 특수한 세계만 보고 있어요.

기자 약 사용법에서도 그 사람이 세상을 보는 관점이나 삶과 죽음에 대한 가치관이 굉장히 중요하지 않을까요?

의사 매우 중요하죠. 정말 효과가 있는 약, 예를 들어 제1형 당뇨병이 있는 사람에게 인슐린은 그야말로 필수적인 약입니다. 하지만 이런 중요한 약은 극히 일부입니다. 대부분은 통계를 내보면 효과가 있는지 없는지조차 알기 어려운 정도예요. 정말 효과가 있다면 애초에 통계 같은 건 내지 않아도 됩니다. 마취제 같은 것은 효과가 있는지 없는지 통계를 내지 않을 거예요. 분명히 효과가 있으니까요.

전신마취의 반응률이 90%라고 한다면 절대 수술 같은 건 받고 싶지 않을 거예요. 10%는 극심한 통증을 겪으며 수술칼에 찢기는 거니까요.

기자 정말 그러네요. 혹시라도 마취약이 듣지 않으면 큰일 나죠.

의사 전신마취제는 확실히 효과가 있어요. 그래서 통계 같은 건 필요 없습니다. 하지만 통계를 내지 않으면 차이를 알 수 없는 약은 개인이 거의 효과를 느낄 수 없는 정도라는 것을 확실히 알아야 합니다. 그렇기 때문에 나에게 정말 필요한 약이 무엇인지 의사와 정확하게 상담해야 합니다.

이때 근본적으로 중요한 것이 삶과 죽음에 대한 관점입니다. 의료가 발달해서 좋은 약이 생기고 수술이 가능해졌다고 해도 인간은 100% 죽습니다. 이것만은 변하지 않는 사실입니다. 마지막까지 의료가 도와줄 것이라고 생각하면 자기 삶만 이상해지고, 결국에는 자기 몸 여기저기에 관을 삽입한 채 죽음을 맞게 되죠. 끝까지 도와달라고 하면 의사는 연명 치료를 할 수밖에 없으니까요. 하지만 뭘 해도 근본적으로는 고칠 수 없습니다. 뇌경색, 치매, 골다공증도 대부분 낫지 않아요. 관을 연결해서 고친 척하고 있을 뿐입니다.

더 잘 살고 더 잘 죽는 것까지 생각하지 않으면 의사나 약에 지나치게 의존하게 됩니다. 이 부분을 확실히 이해한 다음 의료를 잘 이용한다는 관점을 가져야 합니다.

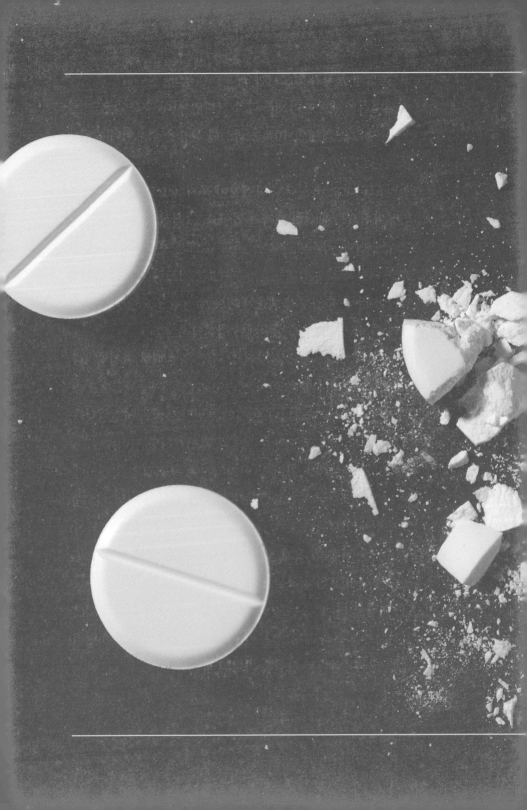

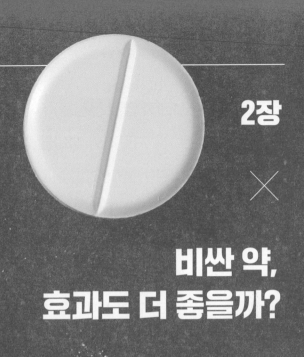

2장

×

비싼 약,
효과도 더 좋을까?

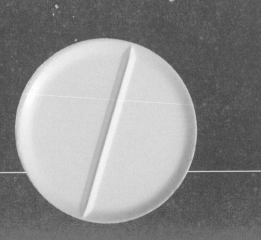

코로나19 감염 사태가 언제 진정될지 알 수 없는 가운데 코로나19 치료제가 하나둘 등장하고 그때마다 기대감이 높아졌다. 하지만 코로나19 환자의 재택의료를 도맡아온 고다마 신이치로 의사는 1천 명 이상을 진료한 경험으로 코로나19에 특별한 치료제는 필요 없다고 단언한다. 그 진의가 무엇인지 직접 이야기를 들어봤다.

기자 : 도리다마리 도루
의사 : 고다마 신이치로

코로나19에 특별한 치료제는 필요 없습니다

의사 지금까지 코로나19 치료를 하면서 극히 일반적으로 사용하는 보험 적용이 되는 약으로도 전혀 문제가 없었습니다. 물론 한정된 경험이고, 더 위독한 환자가 특수한 치료로 회복한 경우도 있겠지만, 만인이 사용할 수 있고 비용 면에서도 부담이 적은 약으로도 충분합니다.

기자 코로나19 이후 새로운 치료제가 몇 가지 나왔고, 최근에는 조코바(엔시트렐비르푸마르산)˙라는 약이 등장했습니다. 그런데 고다마 선생님의 생각으로는 코로나19가 굳이 비싼 신약을 사용하지 않아도 낫는 전염병이라는 거네요.

또 국민의 70~80%가 백신을 맞으면 집단면역이 생긴다고 하는데, 감염 확대가 멈추기는커녕 제7차 유행이 시작되면서 일본의 확진자 수는 세계 최다를 기록했습니다. 과도한 기대를 했던 감염 예방 효과가 환상이었음은 분명하다고 생각합니다. 이러한 현실을 통해 과도한 의료 의존이나 의료 개입이 꼭 좋은 것만은 아니라는 사실을 깨달은 사람도 많을 것입니다. 그래서 코로나19뿐만 아니라 전반적으로 약을 어떻게 대하면 좋을지, 고다마 선생님의 경험에 비춰 이야기를 들려주시면 좋을 것 같아요.

그 전에 고다마 선생님이 코로나19 방문진료를 시작한 이유부터 말씀해주시겠어요?

의사 저는 외과의사로, 코로나19 제1차 유행부터 제3차 유행까지는 병원에서 근무하며 중등증·중증 환자를 진찰했습니다. 제 고향은 효고현 다카라즈카시인데, 제4차 유행부터는 이쪽 지역에서도 확진자가 급증해서 입원하지 못하고 집에 방치되는 환자가 늘어났습니다.

저에게 오는 외래 환자 중에도 코로나19로 중등증 이상의 증세인데도 인근에서 입원을 받아줄 병원을 찾지 못해 집으로 갈 수밖에 없는 분이 계셨어요. 그때까지는 방문진료를 전문으로 하지 않았는데, 그 환자를 집으로 돌려보내면서 저도 재택의료를 시작했습니다. 저에게는 자연스러운 일이었죠.

기자 제1차부터 제3차 유행까지 근무하신 병원은 고다마 선생님이 이사장으로 계신 고다마병원인가요? 고다마병원에서는 중등도·중증 환자를 어느 정도 받았나요?

의사 4개 병상입니다.

기자 4개라 해도 코로나19 환자를 받으면 감염 대책 때문에 한 층을 전부 써야 하는 거죠?

의사 네, 감염 대책을 위해 확진자와 비확진자를 나눠서 수용하도록 보건소에서 지도하기 때문에 4인실에 1명의 환자밖에 받을 수 없어서 나머지 3개 병상은 쓸 수 없어요.

기자 지금도 그렇게 하나요?

의사 인근에 병상을 늘린 병원이 있어서 저희 병원은 코로나19 병상을 축소하고 조금씩 평상시 진료를 중심으로 해나갈 방침입니다. 하지만 정기적으로 방문하는 환자가 코로나19로 중증화되었을 때는 입원시켜야 하기 때문에 그때를 대비한 병상은 확보하고 있습니다. 그런데 이런 독자적인 방식으로는 보상금을 받을 수 없어요.

기자 빈 병상 손실 보상*을 받지 않으시는군요.

의사 병상을 축소하고 나서는 받지 못했습니다. 그런데 코로나19 환자는 받지 않고 병상만 비워둔 상태에서 계속 보상금을 신청하는 병원도 있어요. 우리는 보상금은 받아놓고 손가락질을 받을 만한 짓은 하고 싶지 않아요.

기자 정말 심한 병원들이 있죠. 고다마 선생님은 지금은 방호복은커녕 마스크조차 쓰지 않고 방문진료를 하고 있다고 하셨는데, 제1차부터 제3차 유행까지는 코로나19 전용 병상을 마련하고 방호복도 착용하셨나요?

의사 의사, 간호사 전부 착용했어요. 제1차부터 제3차까지는 그것이 좋은지 아닌지 생각해보지 않고 형식적으로 했습니다. 그런 병동에 저만 일반적인 차림으로 들어갈 수 없었어요. 수술할 때도 모두 수술복을 입잖아요. '나는 대머리인데 왜 수술용 모자를 써야 돼?'라고 생각하면서 쓰고 있어요. 떨어질 머리카락도 없는데 주위에 맞춰서 '코스프레'를 하는 거예요.

○○○○○○

● 조코바(엔시트렐비르푸마르산) : 시오노기제약의 코로나19 치료제다. 2022년 7월에 안전성과 유효성에 의문이 제기되어 일단 승인이 미뤄졌지만, 2022년 11월에 긴급사용 승인을 받았다. 일본 정부는 2022년 7월에 100만 명분, 12월에 100만 명분의 구입 계약을 체결하고 총 200만 명분을 확보했다. 하지만 중증화 위험이 있는 환자에 대한 유효성이 확인되지 않고, 같이 사용할 수 없는(병용 금기) 약물이 많다는 등의 이유로 임상 현장에서 처방은 많지 않았다.

● 빈 병상 손실 보상 : 언제든 코로나19 환자를 수용할 수 있도록 코로나19 병상을 비워두는 병원에 대해 국가가 입원비를 보상해주는 제도다. 병상 1개당 ICU(집중치료실)는 평상시 입원비의 약 12배, HCU(고도치료실)는 약 6배, 일반 병상은 약 2배의 보상금을 받을 수 있다. 하지만 이 보상금을 받으면서 코로나19 환자를 충분히 받지 않거나 일반 병상을 ICU라고 속여서 과도하게 보상금을 신청하는 등의 문제가 지적되었다.

체력만 유지하면
바이러스는 알아서 죽습니다

기자 제4차 유행부터 입원할 수 없는 환자가 늘어 집으로 가서 환
      자를 보게 되었다고 하셨는데, 첫 환자는 연령대가 어땠나요?

의사 70대 후반의 남성이었습니다. 중증 폐렴으로 중등증 이상이
      었는데 가장 어려운 패턴이었죠. 지병으로 당뇨병도 있어서
      평소에 활발하게 생활하는 환자는 아니었어요. 그런데 제가
      그날부터 치료해서 나았습니다.

기자 어떻게 치료하신 거예요?

의사 스테로이드입니다. 그리고 밥을 먹을 수 없다고 해서 링거를
      놓았습니다. 그때까지 코로나19 치료 가이드라인에는 '발병

후 5일 이상 경과하여 혈중 산소포화도가 93% 밑으로 떨어지지 않으면 스테로이드는 투여하지 않는다'라고 되어 있었지만, 코로나19에 대해서는 제대로 된 근거가 없잖아요? 그래서 환자에 따라 구분해서 사용할 수는 있지만, 급성 염증을 억제하는 가장 효과적인 약으로는 스테로이드제가 상당히 우수하다고 생각해서 조기에 적극적으로 투여했습니다.

기자 먹는 약으로 나온 프레드니솔론인가요?

의사 그것도 쓰지만, 입원 환자에게는 덱사메타손 수액을 사용하기도 합니다. 그리고 제3차, 4차 유행 때는 코로나19 감염으로 생기기 쉬운 혈전에 대응하기 위해 헤파린 같은 항응고제도 사용했습니다. 이런 것도 전부 망라하면서 가능한 범위에서 방문진료도 했습니다.

그런데 오미크론 변이가 나오고 나서는 살아남은 델타 바이러스가 일으키는 폐렴 이외에는 혈관성 병변이 거의 일어나지 않았습니다. 또 이른 단계에 본인의 면역력을 높이는 치료를 하면 모든 사람이 낫는다고 저는 믿습니다. 간단히 말하자면 코로나19라고 해도 감기이기 때문에 바이러스의 양이 많은 발병 후 3일 정도까지는 본인의 면역력을 확 올릴 수 있는 약을 사용하는 것이죠.

기자 면역력을 높이는 약이라고 하면 한방을 말하는 건가요?

의사 그것 역시 스테로이드예요. 하지만 거의 대증요법입니다. 일단 열이 있으면 해열제를 처방합니다. 해열제도 의사에 따라 다양한 의견이 있어서, 열을 내려버리면 면역반응이 일어나지 않기 때문에 안 된다고 말하는 사람도 있고, 열을 숨겨버려서 증상을 알 수 없다고 지적하는 의사도 있어요. 그런데 저는 그렇게 생각하지 않고 열이 확 올라갈 때는 체력이 소모되기 때문에 역시 감염 초기에 대증요법으로 해열제를 먹어서 열이 나지 않는 방향으로 가는 게 맞다고 생각해요. 열이 내려도 진찰하면 좋아지는지 나빠지는지 바로 알 수 있고요.

기자 체력이 소모되지 않도록 열을 내리는 편이 좋다는 건 특히 고령자에게 해당되는 말인가요?

의사 맞습니다. 환자의 체력이 유지된다면 바이러스는 알아서 줄어듭니다. 초기에 그 사람이 얼마나 체력을 유지할 수 있는지가 중요해요. 고열이 나면 록소프로펜, 기침이 나면 체력이 소모되지 않도록 기침을 멈추는 약을 쓰죠. 처음에 대증요법으로 해보고 그다음 날도 편해지지 않으면 빨리 스테로이드를 사용하는 것이 좋다고 생각합니다.

기자 스테로이드를 사용하는 것은 꽤 강도 높은 치료라고 생각하는데, 고령자나 기저질환이 있는 사람이 증상이 심각한 경우에는 특히 더 필요하다는 거네요.

의사 단기간 사용하는 정도라면 스테로이드도 전혀 문제없다고 생각합니다. 급성 염증을 억제해서 확실하게 증상이 완화되는 약이니까요. 제4, 5차와 제6, 7, 8차는 완전히 질이 다른 환자였지만, 역시 스테로이드를 잘 써서 모두 좋아졌습니다.

기자 고다마 선생님이 말씀하신 약은 대부분 오래전부터 있던 일 반적인 약이네요.

의사 코로나19로 긴급사용 승인을 받은 신약이 몇 가지 나와 있지 만, 긴급사용 승인을 받지 않으면 안 될 정도의 병이 된 것은 의사가 환자를 처음부터 꼼꼼하게 보지 않기 때문입니다. 제 대로 진찰하면 기존의 약으로 충분히 대응할 수 있는 병인데 본인들이 제대로 보지 않고는 특효약을 찾습니다. 본말이 전 도된 것이죠.

기자 '환자를 꼼꼼히 보지 않는 것'은 코로나19를 계속 감염증 5단 계 가운데 두 번째로 높은 '2류 상당' 감염증이라고 특별 취급 하면서 공포를 부추겼기 때문일까요?

의사 그렇죠. 코로나19는 어떤 의사라도 볼 수 있어야 하는 병인 데, 환자의 경과 관찰을 바로 보건소에 맡겨버립니다. 제6차 유행부터는 자택에서 요양하는 환자에게 전화를 걸거나 초 기 진료를 하는 의사가 늘었지만, 그 전까지는 거의 손을 대 지 않았습니다.

무엇보다 제6차 유행부터 외래로 초기 진료를 하는 의사가 늘어났다는 것은 라게브리오(몰누피라비르)*가 등장해 이것을 처방할 수 있다는 안도감이 의사들 사이에서 퍼졌기 때문입 니다. 하지만 이 약을 투여한 환자가 그 후에 어떻게 되었는 지 경과를 보지 않으니까 의사들은 아무것도 모른다는 거예 요. 긴급사용 승인을 받은 약을 처방하는 것이 '정의'라고 믿는 것뿐입니다.

기자 선생님은 라게브리오의 효과를 어떻게 보시나요?

의사 제약회사의 발표로 보면 결과적으로 사회 전체에 '좋은 약'이라고는 말할 수 없습니다. 중증화 예방 효과도 크지 않고, 부작용으로 인한 사망자도 나왔습니다. 더 높게 평가해야 할 부분이 있을지도 모르지만, 종합적으로 사회가 그 약의 혜택을 받지 못했다고 생각합니다.

기자 이전에 만났을 때도 실제로 경험해보니 라게브리오에 문제가 있다고 하셨는데, 구체적으로 어떤 일이 있었나요?

의사 다카라즈카시에는 코로나19로 재택요양을 하는 환자를 봐주는 의사가 거의 없었기 때문에 어려운 증상이 나타난 환자가 있으면 대부분 보건소에서 저에게 연락해서 재택의료를 합니다.

처음부터 제가 본 환자는 전부 저의 치료로 나았지만, 다른 병원에서 치료받다가 증상이 악화된 환자는 치료에 어려움도 있었어요. 코로나19 감염 증상이 아닌 것 같은 환자도 있었죠. 이때 '라게브리오 때문이 아닌가?'라는 생각이 드는 환자가 적지 않았습니다. 100% 라게브리오 때문이라고 단언할 수는 없지만요.

○ ○ ○ ○ ○ ○

● **라게브리오(몰누피라비르)** : 일본에서 2021년 12월에 특례 승인된 MSD(머크)사의 코로나19 치료제다. 당초 정부가 구입하여 의료기관에 배포하고, 2022년 8월에 급여 등재된 후, 9월부터 일반의약품과 동일하게 취급 유통되었다. 많은 코로나19 환자에게 처방되었지만, 기형 발생 가능성이 확인되어 임산부나 임신 가능성이 있는 여성에게는 투여가 금지되었다. 또한 판매 개시 후 반년간 이루어진 조사에 따르면 약 20만 명에게 투여되어 위중한 부작용이 449건, 사망이 31명 보고되어 안전성에 의문을 제기하는 목소리도 있다.

효과보다 부작용을
더 따져야 할 약이 있습니다

기자   코로나19 감염 증상이 아닌 것 같다고 하셨는데, 어떤 증상이
       나타난 건가요?

의사   심각한 권태감이라든가 소화기 증상입니다.

기자   소화기 증상이라면 설사인가요?

의사   맞아요. 코로나19로도 이런 소화기 증상이 나타날 수 있습니
       다. 그런데 처음부터 그런 증상이 나온다면 이해되지만, 나중
       에 나타나는 경우는 거의 없습니다. 라게브리오를 먹었을 때는
       일상생활을 할 정도로 좋아졌는데 며칠간 약을 복용한 후 나
       빠졌다는 것은 역시 약 때문일지도 모른다는 생각이 들었죠.

애초에 코로나19에 감염되어도 며칠이 지나면 바이러스 양은 확연히 줄어들기 때문에 나아져야 하는데도 나빠진다는 것은 역시 치료제에 문제가 있는 것이 아닌가 하는 생각이 들 때가 많았습니다. 이런 경우에 전부는 아니더라도 라게브리오를 복용한 사람들이 많았어요.

물론 라게브리오를 먹지 않아도 코로나19 때문에 체력이 떨어져 다른 증상이 나왔을 가능성도 충분히 있습니다. 저도 확실하게 라게브리오의 부작용이나 폐해라고 단언할 자신은 없습니다. 하지만 애초에 약을 먹지 않아도 나았을 사람들인데 낫지 않는다면 색안경을 끼고 볼 수밖에 없습니다.

기자 권태감이나 설사는 꽤 심각한 것일까요?

의사 물론 입원이 필요할 정도는 아니었어요. 다만 왠지 모르게 일상생활을 하기가 힘든 사람들이 많았습니다. 라게브리오의 '효능·효과'에는 감염 초기에 먹지 않으면 별 의미가 없다고 되어 있지만, 증상 발생 후 며칠이 지났는데도 처방하는 의사가 있어요.

기자 막연하게 그냥 처방하는군요.

의사 약을 처방했으면 거기에 책임을 져야 합니다. 마지막까지 직접 봐주지 않을 바에는 보건소에서 연락해주면 제가 직접 가서 처음부터 진료를 보는 것이 훨씬 편하죠.

기자 라게브리오 같은 항바이러스제는 감염 초기에 쓰지 않으면, 그러니까 바이러스가 줄어들고 난 다음에 쓰는 것은 의미가 없어요.

의사 증상이 나타나고 며칠 후와 일주일이 지난 후는 병태가 전혀 다르니까요.

기자 라게브리오뿐만 아니라 조코바라는 약도 나왔습니다. 새로운 약이 나와서 개업의들도 환자를 보기 편해져 슬슬 5류 감염증으로 낮춰도 되지 않겠냐는 주장도 있습니다.

의사 그래도 모든 약이 '특례 승인'이거든요. 이것은 긴급사태에서 허용되는 것이죠. 그런데 질병 자체는 그 정도로 긴급한 상태가 아닙니다. 안전성을 확립하는 일이 제일 중요하잖아요. 저는 특례 승인된 약 중에서 안전성이 확립된 것은 하나도 없다고 생각해요. 다른 대안이 없다면 그 약에 의존해도 되지만, 대안이 엄청 많잖아요. 어떤 약을 써도 안 듣는 질병이라면 특례 승인을 받은 약에 승부를 걸어보는 것도 이해가 됩니다. 하지만 코로나19는 조기에 제대로 진료하면 기존 약으로 대부분 고칠 수 있다고 생각해요.

기자 조코바뿐만 아니라 독감의 특효약처럼 여겨지는 타미플루도 그렇지만, 임상시험 결과를 보면 '8일이나 9일이던 증상 발현 기간이 반일, 기껏해야 하루 짧아졌다'는 느낌입니다. 게다가 임상시험 결과이니까 코로나19나 독감 환자가 먹고 정말 낫는지도 의문입니다.

그런데도 조코바는 승인 전부터 정부가 100만 명분을 사기로 약속했고, 특례 승인 후에 100만 명분을 추가로 구입하는 계약을 했습니다. 200만 명분의 재고를 확보한 것인데, 어떻게 생각하세요?

의사 그걸 사는 돈이 전부 세금이잖아요. 누가 어떻게 승인하고 구입할 권리가 있는지, 백번 양보해서 효과가 있는 약이라면 국민을 위해 충분한 양을 확보해둘 필요가 있겠지만, 역시 대부분은 제약회사와 이권 문제라고 생각합니다.

코로나19 백신도 미국의 백신 제조업체에 이익이 되고, 언론도 백신 제조업체에서 광고비를 받습니다. 그래서 대형 언론사가 국민에게 백신을 맞도록 세뇌했어요. 정말 고칠 수 없는 병, 무서운 병이라면 특례 승인을 받은 백신이나 치료제에 의존할 수밖에 없다고 생각합니다. 그렇지만 대부분의 경우에 더 중요한 '우선순위'라는 게 있잖아요.

기자 라게브리오도 그렇지만 조코바가 등장했을 때도 개업의들이 안도한 측면이 있습니다. 이 약으로 코로나19 환자를 치료할 수 있다고 생각하는 거예요. 하지만 의사가 새로운 약에 의존해야만 병을 진찰할 수 있다는 건 문제이죠.

의사 작년에 지역 의사회 모임에 나갔는데 다들 조코바만 나오면 또 세상이 바뀔 수도 있다고 말하는 거예요. 제 생각과는 전혀 다릅니다.

의사가 코로나19에 '참전'하려면 '무기'가 필요하다고 믿는데, 그 무기라는 것이 실속이 없습니다. 그런데 조코바가 좋다고 세뇌당하면 대부분의 환자가 원할지도 몰라요. 그것을 처방하면 환자의 기대에 부응할 수 있어요. '그 약을 쓰지 않아도 이렇게 하면 나을 거예요'라고 환자에게 말할 자신이 없는 거죠.

기자 스스로 치료를 완결한 적이 없고, 새로운 약을 쓰지 않아도 기존 약으로 충분하다는 사실을 모르는 것뿐입니다.

의사 치료 경험도 없고 정보도 없는 거죠.

기자 물론 환자에게도 문제가 있다고 생각합니다. 코로나19에 감염되었다고 해도 경증이라면 약을 쓰지 않아도 낫습니다. 이버멕틴이든 뭐든 약에 의존할 필요는 없어요. 그럼에도 라게브리오든 조코바든 신약이 뛰어날 거라고 믿는 사람들이 있어요.

원래 그런 사람에게 약이 필요한지 진단하고, 필요 없다면 먹지 않아도 된다고 말해주는 것이 의사의 역할이에요. 그런데 환자도 약이 필요 없다는 말을 들으면 '약을 받으러 병원에 갔는데 이게 뭐냐'라고 생각해요.

의사 의사로서 환자의 요구에 응하는 것도 중요하지만, 그 약제를 사용했을 때의 책임도 있습니다. 그래서 저는 '제 치료를 한번 시도해보세요'라고 한 다음, '이 약을 써보고 나빠지면 다시 이야기합시다. 제가 마지막까지 책임지고 안심할 수 있을 때까지 제대로 치료할 테니까요'라는 말을 가능한 부드럽게 전달하려고 합니다.

코로나19 백신, 모든 연령이 맞을 필요는 없습니다

기자   코로나19 백신에 대해서는 어떤 방침이 있었나요?

의사   백신이 처음 나왔을 때는 병원 앞에 대기 줄이 길어서 비난도 많이 받았어요. 백신 재고가 떨어져 못 맞은 사람들은 "이런 병원은 망해버려라"라고 소리쳤죠. 마치 좀비 영화 같아서 정말 무서웠어요.

기자   고다마병원에서도 백신 접종은 했군요.

의사   처음에는 했어요. 지금도 일부 고령자 시설에서 부탁받아 접종하지만 아이나 젊은 사람에게는 절대 접종하지 않습니다. 저는 개인적으로 '전 연령 백신은 필요 없다'는 생각인데, 시에서 접종을 권장하는 상황에서 병원이 접종을 아예 안 할 수는 없어요. 고다마병원도 지역의료 시스템 안에서 의사회 회원으로 수십 년 동안 활동해왔는데, 백신 하나 때문에 완전히 거리를 둘 수는 없습니다.

기자 나가오 선생님도 지역이나 의사회와 교류하면서 백신 접종을 하지 않을 수는 없었다고 말씀하셨어요. 2차까지는 3천 명 한정으로 접종했다고 합니다. 이사장인 고다마 선생님이 맞지 않았다 하더라도 직원들은 맞지 않을 수가 없었겠죠?

의사 저 이외에 병원 직원들은 대부분 백신을 맞았습니다. 그 모습을 보면서 생각한 것이 있어요. 개개인이 자격을 가지고 일하는 집합체 안에서는 이사장인 제가 맞다고 생각하는 것에 대해서도 직원들이 각자의 생각으로 움직이는 부분이 많다는 것입니다. 다른 상황에서는 그것이 좋은 방향으로 작용하는 경우도 많으니까, 역시 어렵다고 말이죠.

기자 모두 획일적으로 같은 곳을 향하는 것보다 다양한 각도에서 보고 다양한 생각이 공존하는 것이 일반적으로는 좋은 면이 많으니까요.

의사 맞아요. 그런데 모두 이 백신이 이상하다는 사실을 분명히 알고 있습니다. 제4차, 5차로 이어지면서 주변에도 맞지 말자고 하는 분위기가 확산되었어요.

기자 고다마 선생님은 결국 코로나19 백신을 맞지 않으셨잖아요. 가장 큰 이유는 뭔가요?

의사 제 나름대로 코로나19에 관한 논문을 많이 읽었는데, 그중에서 가미쿠보 야스히코* 선생님의 최초 논문이 와 닿았습니다.

기자 코로나19의 지역 감염이 확인되기 전에 일본 국내에 중국 관광객 등과 함께 약독 코로나19 바이러스가 들어와 유행한 것이 아닌가 하는 설이죠.

의사 맞습니다. 먼저 약한 바이러스가 들어와 있었으니 일본인은 집단면역이 이미 형성되어 모두 백신을 맞은 것과 똑같은 상태였던 것이 아닌가 하는 거죠. 저는 처음부터 적극적으로 코로나19 환자를 봐왔는데 역시 사망률이 굉장히 낮았습니다. 그런 낮은 사망률의 질병에 대해 '전 국민 백신 접종'은 뭔가 이상하다고 느꼈습니다. 저의 면역력을 믿었기 때문에 백신을 맞을 생각은 하지 않았죠. 제 직관으로 말이에요.

게다가 원래 코로나19 백신 접종이라는 것은 임의잖아요. 그런데 임의라는 분위기가 없어진 것도 굉장히 이상하다고 느꼈습니다. 반강제적이었던 데다 점차 백신 차별과 근거 없는 소문으로 인한 피해까지 나왔습니다. 이런 분위기에 조금이라도 편승하고 싶지 않았어요. 역시나 제 직관입니다.

기자 mRNA 백신이라는 약제 구조 자체에 대한 의문보다 이런 사회적인 분위기에 대한 위화감이 오히려 더 컸던 거네요.

의사 그 근저에 있는 것이 긴급사용 승인입니다. 백신 접종으로 '의사가 편해진다'라고 생각한 의사도 많았다고 생각합니다. 확진자 수를 줄여서 코로나19를 진찰할 확률을 줄이자는 것인데, 결국 모두 본말이 전도된 거죠.

독감 예방 접종도 그렇습니다. 일단 심각한 부작용이나 후유증은 없기 때문에 백번 양보해서 어쩔 수 없다고 생각합니다. 다만 일본에서 매년 평균 5천만 명 정도가 맞고 있어요. 하지만 그걸로 일본 국내 독감 유행이 정말 억제되고 있나요? 효과를 제대로 검증조차 하지 않는 상황에서 매년 당연한 것처럼 백신을 맞고 있어요. 아마 코로나19도 매년 접종하는 분위기를 만들려는 의도가 아닐까요? 지금 일본에서 일어나는 사회현상이 좀처럼 이해되지 않아요. 그게 음모론이라고 해도, 음모론일지도 모르지만, 너무 부자연스럽다고 생각해요.

기자 '전체주의적인 분위기'라고 표현하면 될까요?

의사 그것을 사회가 의도적으로 지금의 젊은 세대에게 떠넘기고 있는 게 아닌지……. 그래서 굉장히 미래가 걱정됩니다.

○ ○ ○ ○ ○ ○

• **가미쿠보 야스히코**：교토대학 대학원 의학연구과 특정교수를 거쳐 2022년 10월부터 지바현 암센터연구소 발암제어연구부 부장을 맡고 있다. 2020년 5월에 코로나19 팬데믹과 관련해 일본의 확진자 수나 사망자 수가 미국, 유럽에 비해 적은 것은 약독 유형의 코로나19 바이러스가 먼저 유행하여 일본에서 집단면역이 형성돼 있었기 때문이라는 가설을 논문으로 발표해 화제가 되었다.

백신이 오히려
코로나19 공포증을 부추깁니다

기자 코로나19와 관련해서 현재 일어나는 일에 대해 다시 이야기
하고 싶은데, 백신 접종파 의사 중에 지금 중증화된 사람은
전부 미접종자라고 말하는 사람이 있습니다. 하지만 현실적
으로 국가는 접종자와 미접종자의 양성률이나 중증화율을 공
정하게 비교할 수 있는 데이터를 가지고 있지 않습니다. 따라
서 실제로는 어떤지 알 수 없지만, 현장의 느낌은 어떤가요?

의사 제가 보는 범위는 한정되어 있지만, 진료기록부를 보면 제가
방문진료를 한 환자의 수가 최근 1년만 해도 1천 명 이상입니
다. 입원이나 외래를 포함하면 더 많습니다. 그중에 추가 접

종을 한 사람이 중증화된 경우가 압도적으로 많습니다.

기자 물론 중증화된 사람 중에는 미접종자도 있죠.

의사 그렇죠. 하지만 미접종자는 국민 전체의 20% 이하잖아요. 그 비율을 크게 넘을 정도로 미접종자가 중증화된 것은 아닙니다. 그리고 나빠진 사람은 고령자뿐입니다. 고령인 미접종자와 접종자를 비교하면 단연 접종한 사람이 나빠진 경우가 더 많습니다.

미접종 고령자 중에는 '나는 건강하니까 필요 없어'라고 생각한 사람이 많을지도 모릅니다. 그래서 미접종자 중에서 중증화된 사람이 적다는 것은 원래 건강해서 나빠지지 않은 것뿐일지도 모릅니다. 하지만 중증화 예방이라고 하면 적어도 백신을 맞은 사람이 중증화되는 것은 예방해야죠.

감염률에 대해서도 미접종자는 병원에 가지 않기 때문에 적어 보이는 것뿐이라고 하는 사람도 있지만, 코로나19 환자를 1천 명 이상 봐온 경험으로 말하자면 미접종자가 감염자의 20% 이상을 차지한다고는 생각하지 않아요. 미접종자가 점점 감염되고 있다면 역시 30~40% 정도는 되어야 하죠. 하지만 제가 보기에는 틀림없이 미접종자는 20% 이하입니다.

기자 접종자가 미접종자보다 감염되기 쉽거나 중증화되고 있다면 ADE(항체의존면역증강) 또는 면역 억제가 일어나고 있는 것이 아닌가 싶은데 어떻게 생각하시나요?

의사 학문적인 내용은 자세히 모르지만, 분명히 대상포진이나 헤르페스가 발병하는 사람이 늘어나고 있고, 급성 부신기능저하증이 생긴 사람도 몇 명 봤습니다. 백신 접종 후에 그렇게 됐거든요. 이런 환자를 보면 분명히 몸의 면역반응이 이상해졌다고 느낍니다.

후유증이 나타나지 않더라도 어떤 병원체에 감염되었을 때 자신의 면역이 정상적으로 기능하지 않는 거예요. 그래서 추가 접종을 할수록 확진자가 늘어납니다. 제7차 유행 때, 일본이 확진자 수가 세계 1위가 되었잖아요? 국민이 점점 백신을 맞음으로써 감염되기 쉬워졌고, 그것이 사망자가 늘어나는 가장 큰 이유가 아니었을까 생각합니다.

기자 TV나 인터넷 뉴스에 나오는 전문가 중에는 제7차 유행이 되면서 왜 확진자와 사망자가 이렇게까지 늘었느냐는 질문에 "사실 숨은 코로나19 감염자가 늘었다"라고 대답한 사람이 있어요. 오미크론 변이가 나오고 중증화율은 내려갔지만, 감염자 수가 늘었기 때문에 사망자도 늘었다고 말이에요. 또 고령자는 코로나19 감염이 '마지막 결정타'가 되어 사망자가 늘었다고 하는데, 어떻게 생각하세요?

의사 결국 코로나19를 '무서운 질병'으로 만들고 싶은 거겠죠. 어디까지 정확한지는 모르겠지만 데이터를 보는 한 독감보다 중증화율이 낮다고 생각합니다. TV나 인터넷 뉴스에 출연해 그런 이야기를 하면서 제대로 데이터를 제시하지 않는 것은 너무 무책임하지 않나요?

기자 숨은 코로나19 감염자가 많다고 말할 때, 어떤 근거로 그런 말을 하는지, 또 그에 따라 정말 사망자가 늘었는지 데이터를 제시하지 않는다면 억측에 불과하니까요.

의사 저도 데이터를 모아서 뭔가를 제대로 제안하는 것은 아니지만, 적어도 우리 지역의 증상은 가벼운 것부터 무거운 것까지 거의 모든 정보를 알고 있습니다. 보건소와 연계해서 쭉 진료를 해왔기 때문에 어떤 사례가 있는지 실시간으로 수치를 알 수 있어요.

병원 안에 들어가지도 않고, 보건소에도 들르지 않는 의사와 전문가는 이런 현실을 보지 못하죠. 그들이 말하는 '숨은 코로나19 감염자'가 길가에 쓰러져 죽었는지 병원에 와서 죽었는지 어떤 죽음을 맞이했는지 저에게는 전혀 보이지 않습니다. 세상의 사망자가 늘어나고 있다면 그 원인이 코로나19라는 근거는 뭘까요? 너무 비약하는 것 같다고 생각해요. 그런 설명을 듣고 과연 모두 '아, 그렇구나' 하고 납득할까요?

기자 그런 TV나 인터넷 뉴스를 보면 백신의 'ㅂ'도 나오지 않아요. 의도적으로 백신을 모두의 의식에서 멀어지게 하려는 것으로밖에 생각되지 않습니다.

의사 그렇습니다. 결국 코로나19를 과도하게 무서운 질병으로 만들어 백신 접종을 시키려고 애쓰는 나쁜 집단이 있다고 생각해요. 주요 미디어에서 그런 말을 하는 사람들은 일정 부분 거기에 가담하고 있는 게 아닐까요?

약과 치료법은
사람마다 달라야 합니다

기자 진심으로 코로나19가 무서운 전염병이라고 생각하는 의료
　　종사자는 어느 정도 될까요? 고다마 선생님은 방문진료를 하
　　면서 우리와 술집에서 건배를 하기도 하죠. 현실적으로 음식
　　점에서는 대부분 마스크를 쓰지 않고 식사하면서 시끌벅적
　　수다를 떨고 있어요. 사람들이 실제로 삶을 영위하는 현장은
　　이런데, 큰 병원에서 코로나19 중증 환자를 담당하는 의료 종
　　사자는 외부의 식당에서 밥을 먹는 것 자체를 자제하라는 말
　　을 듣습니다.
　　또 중증으로 입원하는 환자는 당연하지만 중증화된 사람뿐

입니다. 그런 특수한 환경에 몸담은 상태로 세상을 바라보고, 술자리에 가는 것도, 본가에 가는 것도, 고령자를 만나는 것도 금지되는 거죠. 이건 옴진리교처럼 바깥세상은 더럽다면서 신자를 가둬두고 교리를 일방적으로 세뇌하는 것과 다름없다고 생각합니다.

의사 확실히 그런 부분이 있습니다. 원래 세상 물정을 모르는 의사들이 많아요. 잘난 척할 입장은 아니지만, 1명을 보면 1천 명을 본 것 같은 착각에 빠져요. 내가 경험한 하나의 사례를 주변의 모든 것에 적용하는 사람들이 많습니다.

설사 자신이 중증 환자를 보고 있다고 해도 의료의 벽을 넘어 가정이나 학교에서 아이들이 평소에 어떻게 지내는지, 음식점을 경영하는 사람은 무슨 생각을 하는지, 이런 부분까지 알고 전체적인 균형을 생각하며 발언하는 의사가 정말 훌륭한 의사예요. 하지만 자신의 좁은 경험으로 모든 것을 말하려고 하는 사람이 적지 않아요. 물론 저도 그런 면이 있습니다.

권력을 가진 사람이나 영향력이 있는 사람일수록 '내 경험으로는 이러니까 이게 진실이다'라는 생각이 사회에 어떤 영향을 미칠지 신중하게 생각해야 합니다. 굉장히 무서운 증상을 봤다고 해서 있는 그대로 진짜 무섭다고 말하는 것이 과연 사회 전체를 위한 것인지 잘 생각해보면 좋겠습니다.

기자 방문진료를 하다 보면 사회의 모습이나 환자의 일상생활까지 보게 되겠죠. 그 체험이 의사로서 보는 세계를 상대화하는 계기가 될까요?

의사 그렇다고 생각합니다. 구급차에 실려온 환자 이외에도 여러 사정과 사고방식을 가진 사람들이 많잖아요. 다양한 사람들이 있고 거기에 맞춰가다 보면 '근거에서 벗어나는 의료'가 더 많아집니다. 한편 중증 환자 병동에서는 링거 투여법 하나만 해도 전부 정해져 있어요. '이런 병태라면 이 약', '이런 질병에는 그것'이라는 식의 사고에 젖어 있죠. 하지만 일상적인 진료에서는 근거에 딱 맞지 않는 사람이 더 많고, 코로나19 감염의 경우 중증화된 사람은 극히 일부입니다. 그 일부만 보고 치료 내용이나 질병의 무서움을 크게 외친들 사회와 균형이 맞을 리가 없습니다.

백신 후유증은
분명 있습니다

기자 코로나19 백신 이야기로 돌아가면, 고다마 선생님은 백신 접종 후에 계속 몸이 좋지 않은 사람을 보았을 텐데, 이른 바 '백신 후유증'이 있는 환자를 몇 명 정도 보셨나요?

의사 '숨은 사람'도 사실 많거든요. 제가 백신 후유증이라고 생각하고 본인도 자각하는 사람은 50명이 안 될 수 있어요.

기자 그래도 40~50명은 있다는 건가요?

의사 그 정도는 봤다고 생각합니다. 반대로 저는 백신 후유증이라고 생각하지 않는데 본인이 그렇게 믿는 사람도 있어요. 그런 사람도 포함한 숫자예요.

우리 병원에 긴급으로 심각한 간 기능장애를 가진 사람이 왔습니다. 60대 남성이었는데 급성 간염이었어요. 백신을 맞은 지 이틀째에 열이 났는데, 너무 고열이라 병원에 온 거였어요. 혈액검사를 했는데 간 수치가 엄청 나빴죠. 그래도 본인은 일반적인 부반응이라 믿고 있었어요. 이게 진짜 무서운 일이거든요. 대부분 백신 접종 후의 발열을 단순한 부반응이라고 생각합니다. 그런데 백신을 맞은 후에 여러 좋지 않은 반응이 일어나고 있는 것 같아요.

기자　그 남성은 어쩌다 직접 병원에 와서 검사했기 때문에 급성 간 장애가 생긴 것을 알았지만, 백신 접종 후의 고열 때문에 사실 어떤 장기가 손상을 입었을 가능성이 있어요. 이걸 깨닫지 못한 사람이 많을지도 모릅니다.

의사　이런 사례는 빙산의 일각일지도 몰라요. 이 남성만 특별한 게 아니라고 생각해요. 이 정도로 무시무시한 반응이 있다는 건, 접종 직후에 열이 나지 않더라도 나중에 뭔가 있지 않을까요.

기자　조금 전에 급성 부신기능저하증이 생겼다는 이야기도 나왔는데요, 그 밖에 백신의 영향이라고 생각되는 사례는 어떤 것이 있을까요?

의사　피부의 심상성 건선이 생긴 30대가 있었는데, 그 전까지 피부 알레르기 같은 건 없었다고 합니다. 3차 접종이 끝나고 발진이 생겨서 처음에는 헤르페스인 줄 알았는데 피부과에 갔더니 전혀 다르다고 해서 장기적으로 스테로이드와 연고 치료를 하게 됐어요. 정기적으로 저에게 외래 진료를 왔는데, 그분도 백신 후유증의 가능성은 전혀 의심하지 않았습니다. '왜 이렇게 됐지?' 정도만 생각하고 말이죠.

백신이 원인인지 알지 못하면 치료할 수 없는 증상도 있어요. 그분은 꾸준한 피부과적 대증요법으로 조금씩 좋아지고 있기 때문에 백신이 원인일지도 모른다고 생각할 필요는 없어요. 하지만 100% 증명할 수는 없지만 역시 백신이 의심스럽다고 생각할 수밖에 없는 증상이 많아요.

백신 후유증으로 정신과 약을 먹는 사람들이 늘어났습니다

기자 　백신 후유증으로 흉통, 호흡곤란, 권태감, 보행장애 같은 증상을 호소하는 사람들이 많았는데, 그런 사람은 없었나요?

의사 　전신통과 권태감을 계속 느낀다는 사람이 있었습니다. 그리고 보행장애, 불면증, 부유감도 많아요. 집중되지 않아 수업을 들어도 머리에 들어오지 않고, 주부라면 집안일이 불가능하고, 평소처럼 일상생활을 할 수 없게 된 사람이 대부분입니다.

기자 　집중이 안 된다는 것은 브레인포그(brain fog) 같은 걸까요?

의사 　집중력이 완전히 떨어졌다면서 왜 이렇게 됐는지 모르겠다고 하죠. 어지럽고 잠도 잘 못 잔다고요. 진료한 사람 중 절반 정도는 정신과에 가서 약을 처방받아 복용하면서 한층 더 심해졌어요.

기자 백신 후유증이라도 대체로 보험이 적용되는 범위에서 치료한다고 하셨는데, 구체적으로 어떤 치료를 하시나요?

의사 우선 다약제 복용은 하지 않아요. 약을 많이 먹는 사람은 약을 줄입니다. 잠을 못 자거나 어지러운 사람은 정신과에 가서 여러 약을 받아오는데, 어떤 항정신병약도 어지러움의 원인이 될 수 있기 때문에 그런 약은 점점 줄여가죠.

기자 정신과에서는 구체적으로 어떤 약을 처방하나요? 리스페달(리스페리돈) 같은 건가요?

의사 항정신병약은 리스페달이나 아빌리파이(아리피프라졸)입니다. 그리고 잠을 못 자는 사람에게는 벤조디아제핀계 항불안제 리보트릴(클로나제팜)이나 할시온(트리아졸람) 등을 처방하는 경우가 많습니다. 저도 전문이 아니라 정신과 약의 상호작용에 대해 자세히 모르지만, 다약제 복용은 좋지 않다고 생각해요. 병원 측은 안전하다고 처방할지 몰라도 그것이 본질적인 치료는 되지 않으니까요.

기자 이전부터 항정신병약을 먹어왔던 것이 아니라 백신 접종 후에 생긴 증상 때문에 먹기 시작한 사람이 많나요?

의사 그렇죠. 원래 정신과나 심료내과(정신과는 마음의 병 그 자체, 심료내과는 그런 심리가 원인이 되어 나타나는 신체의 병적인 증상을 치료한다)에 다니고 있었는데 백신 후유증이 생겼다고 외래로

온 사람도 몇 명 있었습니다.

기자 제가 취재한 백신 후유증 환자들을 보면 처음에 큰 병원에서 검사받았는데 웬만한 검사에서는 이상이 발견되지 않아 '정신적인 문제'로 보고 항우울제 등을 처방받은 사람들이 많았습니다. 고다마 선생님이 치료한 환자들도 그런 분들이 많은가요?

의사 지금까지 정신과 약을 먹지 않다가 백신을 맞은 후에 약을 먹게 된 사람은 그런 경우가 많아요. 의사로서는 정신을 안정시키기 위해 처방한 것 같은데 힘든 증상이 본질적으로 개선되지 않고 반대로 악영향을 끼치고 있어요. 약으로 기분이 안정되고 후유증도 사라졌다는 사람이 있을지는 모르겠지만 저는 본 적이 없어요.

기자 약을 조금씩 줄이면 역시 달라질까요?

의사 정신을 '나로 되돌리는 것'이 중요합니다. 의료에 대한 불신이나 미래에 대한 불안을 좋은 방향으로 전환하는 거죠. 일단 이런 긍정적인 마음을 가져야 해요. 의사와 협력해서 치료한다는 긍정적인 마음을 가지면 좋아질 거라고 믿습니다.

기자 백신 후유증에는 권태감, 불면증, 부유감, 보행장애 등 여러 가지가 있는데, 이런 증상은 보험이 적용되는 약으로 치료할 수 있나요? 아니면 약 없이 다른 방법으로 치료해야 할까요?

의사 뇌순환 개선제, 항현기증제, 한방과 같은 비교적 안전한 약을 먼저 씁니다.

기자   한방은 어떤 걸 쓰나요?

의사   전신통이 있는 사람에게는 근육을 풀어주는 작약감초탕, 밥을 먹지 못하는 사람에게는 신경성 위염에 효과가 있는 안중산 등을 사용합니다. 작약감초탕은 자주 사용하는데, 이것만으로 좋아진 사람도 있습니다. 정형외과에서 처방하는 통증치료제 리리카(프레가발린)나 트라말(트라마돌염산염)은 전혀 효과가 없었는데 작약감초탕만으로 좋아진 사람도 있어요. 신경성 통증이 중추신경(뇌와 척수)에서 오는지, 말초신경에서 오는지에 따라 달라요. 예를 들어 말초신경계 통증에는 비타민 B_{12} 약제를 자주 사용합니다. 어디까지 효과가 있을지는 모르지만, 먹지 않는 것보다는 나을 것 같고, 무엇보다 리리카나 트라말보다는 안전하니까요.

'해독'에서는
약에 의지하면 안 됩니다

기자   그 외에는 백신 후유증에 대해 어떤 치료를 하나요?

의사   자세한 혈액검사를 해보면, 비타민 D가 굉장히 부족한 것처럼 영양소에 문제가 있는 사람도 있습니다. 젊은 여성이라면 편식이 증상을 악화시키는 경우도 있어요. 그런 사람에게는 식사 지도를 합니다. 해산물이나 고기를 더 먹어야 한다고 말이에요. 나중에 데이터를 측정하면 역시 수치가 좋아집니다. 이렇게 건강한 생활로 바꿔나가면 사회적으로도 기분이 밝아져요.

기본적으로 약 때문에 생기는 후유증에 약으로 대응하는 것은 나중 문제라고 생각합니다. 재활하거나 우리 헬스장에 오게 하거나, 그렇게 일상으로 돌아가야 해요. 정확한 표현인지는 모르겠지만, 그렇게 해독하는 동안 증상이 더 나빠지는 사람은 거의 없습니다.

기자 고다마 선생님은 강연회에서도 "백신 후유증은 반드시 좋아진다"라고 자주 이야기하시죠.

의사 제가 진짜 중증 환자를 못 봐서 그럴지도 모르지만, 제가 보는 범위에서는 대부분 조금씩 좋아집니다. 다양한 방법으로 백신을 맞기 전 상태로 돌아가는 단계를, 본인과 만날 때마다 하나둘 밟아가는 느낌이죠.

기자 권태감이 있거나 체력이 떨어진 사람에게 한방에서는 보중익기탕이나 십전대보탕을 자주 사용한다고 들었는데, 그런 약도 처방하나요?

의사 맞아요. 다만 이런저런 것들을 다 처방하다 보면 약이 늘어나기만 하기 때문에 저는 일주일이 경과해도 효과가 없으면 즉시 그 약을 끊습니다. 해보지 않으면 알 수 없으니까요. 그 사람에게 맞는지 어떤지는 숫자로 알 수 없어요. '내가 어떻게 느끼는지'를 기준으로 삼으면 된다고 말합니다.

한편 정신과 약 같은 것은 효과가 없는데도 몇 개월이나 처방을 계속하는 경우가 많습니다. 뭐든지 완급을 조절하는 것이 중요하잖아요. 그렇기 때문에 후유증 환자에게는 몇 개월씩 처방하는 것이 아니라 되도록 그 사람에게 중요한 약만 처방합니다. 예를 들어 직접 자신의 증상을 노트에 기록하고 일주일쯤 후에 다시 외래로 와서 '편안한 날이 하루 늘었어요'라고 하면 '정말 잘됐어요! 이제 다음 주는 (편안한 날을) 이틀로 늘립시다'라는 식이죠. 그래서 효과가 없는 약은 점점 줄이고, 다음으로 다른 걸 시도하는 시행착오를 거듭하고 있습니다.

기자 잘 듣지 않는 약을 끊는 것이 굉장히 중요한 거 같아요. '복약 이행(medication adherence)'이라는 말이 있죠. 약을 도중에 그만두지 않고 정해진 대로 먹는 것입니다. 제약업계에서 나온 말이라고 생각하는데, 의사 중에도 처방한 약을 정해진 기간 동안 꾸준히 먹어야 한다고 생각하는 사람이 꽤 있는 것 같아요.

의사 꽤 많죠. 그게 바로 '근거 괴물'이에요. 환자가 100명 있으면 100명이 전부 다르기 때문에 지금 하는 치료가 그 사람에게 정말 맞는지, 지금 처방하는 약이 정말 좋은지, 이것을 평가하는 것이 의사의 역할이라고 생각합니다. 그런데 '가이드라인에 이렇게 쓰여 있으니까 모두에게 적용해야 한다'라는 것은 본말이 전도된 게 아닐까요?

역시 가장 중요한 것은 실제로 개선되고 있는지를 생각하는 거예요. 10년 후를 내다본 예방적인 치료도 중요하지만, 백신 후유증을 앓는 환자에게는 어제오늘이 문제가 아니라 1시간 후도 중요하니까요.

백신을 맞았는데
왜 폐렴에 걸렸을까요?

기자 백신 후유증뿐만 아니라 코로나19 후유증도 말이 많은데요. 최근 들어 TV나 인터넷 뉴스에서 더 크게 보도되기도 하는데, 심한 권태감이나 집중력 저하 같은 증상은 백신 후유증과 겹치는 부분이 많습니다. 코로나19 후유증이라고 하지만 실제로는 백신 후유증이 아닐까 의심되기도 하는데, 고다마 선생님은 어떻게 생각하세요?

의사 제가 진료를 보는 범위에서는 코로나19 후유증을 겪은 사람이 없습니다. 백신을 맞지 않은 상태에서 코로나19에 걸려 그로 인해 생활에 방해가 될 만한 증상이 계속 남아 있는 사람은 없습니다. 미접종자 중에 "왠지 미각이 이상한데, 이건 아마 코로나19의 영향이 아닐까?"라고 말하는 사람은 있어요. 하지만 이건 코로나19를 의식해서 그런 것일지 모릅니다. 그런 증상이 수개월 이어지는 사람도 있지만, 그걸 '후유증'이라고 말하지는 않거든요.

그런데 백신 후유증은 코로나19 감염과는 전혀 다른 증상이 나오잖아요? 사실 백신을 맞았는데 코로나19에 감염되어 그것을 계기로 다른 증상이 나온 사람이 '나는 코로나19 후유증이다'라고 착각하는 경우도 적지 않다고 생각합니다. 몸의 면역반응이기 때문에 접종한 직후에는 문제없어도 코로나19 감염으로 백신의 악영향이 나오기 시작하는 경우도 있습니다. TV에 나오는 사람들이 이걸 '코로나19 후유증'이라고 하는 게 아닐까요?

기자 백신을 추진한 사람들과 적극적으로 접종한 사람들은 백신이 나쁘다고 생각하지 않기 때문에 '백신 후유증'을 '코로나19 후유증'으로 치환하려는 것일지도 몰라요.

의사 후유증으로 힘들어하는 본인은 어떻게 생각할지 모르겠지만, TV 등에서 공개적으로 코로나19 후유증에 대해 말하는 사람은 백신 후유증을 치환하려는 경우가 많아요. 진료 현장에서 코로나19 후유증으로 힘들어하는 사람은 없을 거예요. 제 주위의 의사에게 물어봐도 그렇고, 코로나19 후유증은 없다고 생각해요. 감염으로 체력이 조금 떨어지거나 그 증상이 오래

지속되는 것뿐이기 때문에 후유증과는 다르다고 생각합니다.

기자 다만 접종 후에 생긴 장기적인 컨디션 난조의 원인이 백신이라고 증명하는 것도 어렵잖아요.

의사 증명하기는 어려울 수 있지만, 백신을 맞고 이런 증상이 나온다고 한다면 가장 먼저 백신 후유증이 의심되잖아요. 결국 백신은 코로나19 감염을 유사체험시키는 것이니까 인위적으로 여러 번 감염시킨 결과로 평소와 다른 이상한 증상이 나온다면 백신과 관련이 있다고 생각하는 것이 자연스럽죠. 바이러스에 감염된 후유증이라고 하지만, 바이러스가 굉장히 약해져 있으니 원인으로 생각하기 어렵습니다.

코로나19로 간질성 폐렴이 걸려 폐의 용량이 줄어 항상 산소가 필요한 환자도 있어요. 코로나19 후유증일지도 모르지만, 그 사람도 백신을 맞았으니까요. 맞지 않았다면 그렇게 되지 않았을지도 모른다고 생각합니다.

기자 백신과 관련 있다고 생각할 수 있는 질환이나 악화된 사례는 이미 전 세계에서 1천 건이 넘는 보고 논문이 나오고 있어요. 일본 국내 학회에도 300건이 넘는 사례 보고가 있습니다. 고다마 선생님이 경험한 급성 간염과 부신기능저하증 사례도 보고되었습니다. 역시 많은 의사들이 백신의 해로움에 대해 확실히 인식하고 있어요.

의사 나름의 사례가 있기 때문에 자연스럽게 그런 보고가 나오는 것이죠. 다만 코로나19를 진료하는 의사가 아직 적으니 깨닫지 못한 사람들도 많을 거예요.

기자 그런데 정부에서 6차 접종을 하라는 지시가 있으면 의료 종사자들은 또 전부 접종을 할까요?

의사 의료 종사자 중에 제3차, 4차 접종을 한 사람은 절반이 넘을 거예요. 그런데 횟수를 거듭할수록 맞는 사람이 줄고 있어요. 그 영향에 대해 아는 사람이 늘어난 것은 확실합니다.

기자 이유는 모르겠지만, 백신 접종 후의 이상 사례에 관한 보고가 많이 나와서 접종을 하지 않는 의사도 많아졌죠. 그런데도 사회를 향해 백신 때문에 피해를 입은 사람이 많다고 말하지 않아요. 오히려 아직도 장점이 단점보다 크다고 말합니다.

의사 의사에 대한 신뢰가 최근 수년간 무너지고 있다는 자각이 없어요. 큰 병원에서 근무하는 의사일수록 '지금 사회의 분위기가 이렇다'는 것을 느끼지 못해요.

기자 병원이 일종의 '세뇌기구'같이 되어버렸는지도 모릅니다.

의사 의료 현장도 사회와 이어져 있는데 환자 측의 니즈에 맞출 수 없게 되었어요. 코로나19 사태에서는 '의료 종사자에게 감사하자'라는 분위기도 잠시 있었지만, 이제는 더 이상 그런 상황이 아닙니다. 애초에 그런 위기감이 있었다면 코로나19 이전의 일상으로 돌아가자거나 백신을 중지해야 한다는 목소리가 더 일찍 나왔을 거예요.

기자 의료 현장에서는 아직 위기감을 느끼지 않는군요.

의사 느끼지 못합니다. 아직 저도 비판을 받고 있으니까요.

기자 　반대로 말하자면 코로나19 사태를 통해 의료에 과도하게 의
　　　　존하거나 의료가 개입하는 것이 좋은 것만은 아니라고 생각
　　　　하는 사람들이 늘어났다고 할 수 있어요.

컨디션이 안 좋을 때는
약을 먹지 말고 그냥 쉬세요

기자　코로나19의 경험을 통해 일반인들은 '약을 대하는 방식'에 관해 어떤 교훈을 얻어야 한다고 생각하세요?

의사　일본은 국민개보험제도가 잘되어 있어서 쉽게 의사에게 진료받을 수 있습니다. 여기에는 좋은 점도 있고 나쁜 점도 있는데, 의사를 찾기 전에 스스로 자신의 질병에 대해 생각해보고 심각한 상태가 아니라면 혼자 치료해보자는 태도를 갖는 것이 중요합니다.

쉽게 병원에 갈 수 없는 나라에 사는 사람들은 약에도 쉽게 접근할 수 없어요. 그런 지역에서는 일단 질병이나 치료에 대해 자신의 머리로 생각하는 사람들이 많습니다. 일본에서도 코로나19를 계기로 의료에서 멀어지는 상황이 일부 있었다고 생각됩니다. '코로나19 때문에 병원에 안 가게 되었는데 전혀 증상이 나빠지지 않았다'라든가 '의사나 치료의 좋고 나쁨을 판단해야 한다'는 사실을 깨달은 사람도 적지 않다고 생각합니다. 이런 분위기가 퍼지면 불필요한 의료를 줄일 수 있습니다.

기자 아무리 해도 증상이 나아지지 않거나 골절 또는 큰 부상이 생기면 물론 병원에 가야 합니다. 하지만 컨디션이 나쁠 때는 약에 의존하기 전에 스스로 어떻게 하면 식사나 수면 또는 운동으로 개선할 수 있을지를 먼저 생각하는 것이 중요하다는 건가요?

의사 그렇습니다. 젊은 시절에 당직을 서보면 일반적인 감기 증상인데도 새벽 2시, 3시, 4시에 차례차례 환자가 와요. 심야에 손톱 끝이 조금 아프다고 온 사람도 있었어요. 그 증상이 언제부터 시작됐는지 물으니 "벌써 2주 정도 되었나"라는 식이죠. 그런 상황에서 저도 피폐해진 시기가 있었어요. 다시 말해서 환자에 대한 일종의 불신감이죠.

그런데 한밤중에 찾아오는 감기 환자를 거절하면 그 병원은 아무것도 봐주지 않는다는 말을 듣게 돼요. 그러니까 쉽게 거절할 수도 없어요. 이런 것도 다 포함해서 의료를 더 정상화할 수 있다면 정말 고통스러워하는 환자가 원활하게 치료받는 시스템이 마련될 거예요.

기자 그런데 이번 코로나19 사태로 상황이 더 악화되었죠. 별 증상
이 아니어도 코로나19일지도 모른다고 병원에 달려가고 의
료기관도 완전무장을 하고 대응하면서 그걸로 의료가 붕괴
되고 있다고 하니 어이가 없어요.

의사 어떻게 해야 원래대로 되돌릴 수 있을까요? 그러고 보니 코
로나19 확진자가 속출해서 굉장히 바빴을 때 "치매 할머니가
똥을 먹었다"는 상담 전화가 왔어요. 일요일인데도 산소호흡
기까지 차에 싣고 난리가 난 상황이었죠. 심지어 제가 그 환
자의 주치의도 아니었어요.

아무튼 시간도 없었고, 그때는 저도 모르게 그만 속으로 화가
나더라고요. 그래서 "그 똥의 상태가 어떤지, 딱딱한지 아닌
지, 색과 냄새는 어떤지, 본인은 맛있었는지, 다시 보고하세
요"라고 해버렸어요.

주치의에게 전화해도 연락이 되지 않으니 나한테 연락한 거예
요. 어쨌든 저에게 무언가를 기대한다는 것은 기쁜 일이죠. '고
다마에게 상담하면 어떻게든 된다'라고 생각했을 테니까요.

코로나19도, 병동 관리도 전부 그렇겠지만, 역시 '이 사람에
게는 말하기 편하다' 혹은 '의지할 수 있다'라는 사람에게 묻
거든요. 그게 저에게는 행복으로 이어지는 측면도 있어요.

하지만 똥을 먹었다는 상담만은 주치의에게 해야 해요. 조금
손에 닿은 것만으로도 인생이 완전히 달라질 정도의 충격을

동반하잖아요? 코로나19 바이러스와는 비교가 안 되거든요.

기자 똥에 비하면 코로나19는 별거 아니죠.

의사 저는 소화기외과거든요. 똥에 대해서는 면역이 있는데, 그것이 어떤 면역보다 강하다고 생각해요. 똥은 설사 자기 거라도 손가락에 살짝 묻기만 해도 방치할 수 없잖아요. 인간은 그 정도로 강력한 '놈들'을 매일 상대하고 있으니 코로나19 바이러스 같은 것에 휘둘리지 않을 거예요.

누구나 자신을 가장 잘 알고 있는 사람은 본인일 테니 '조금 도움받는다' 정도로 생각하고 의사를 찾는 것이 좋지 않을까 생각합니다.

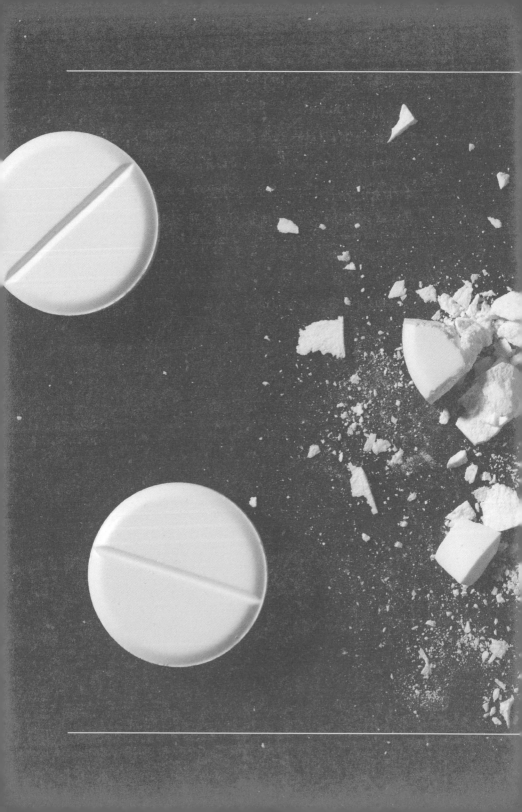

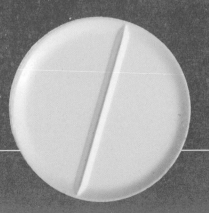

3장

✕

약을 줄일수록
살아난다

나이가 들수록 약의 종류가 늘어나는 사람도 많아진다. 하지만 오랜 시간 '동네 의사'로 효고현 아마가사키시를 중심으로 방문진료를 하는 나가오 가즈히로 의사는 "약은 제로가 이상적"이라고 단언한다. 그렇다면 약을 줄여야 하는데, 어떻게 하면 좋을까? 이에 대한 의견과 함께 코로나19 감염 사태로 나가오 선생님이 의료계를 보는 시각이 어떻게 변했는지, 솔직한 생각을 들어봤다.

기자 : 도리다마리 도루
의사 : 나가오 가즈히로

의사는 약만 처방해주는
사람이 아닙니다

기자 코로나19 사태가 일어나 과도한 의료 의존이나 개입이 꼭 좋
은 결과를 낳는 것은 아니라는 사실을 알게 된 사람들도 많습
니다. 이런 부분도 포함해서 이야기를 듣고 싶은데, 코로나19
가 유행하는 중에도 다른 질병에 걸린 사람들이 더 많잖아요.
많은 사람들이 그 사실을 잊어버렸다는 것 자체가 큰 문제 중
하나라고 생각하는데, 어떠세요?

의사 정말 그래요. 제 경우만 봐도 모든 환자 중에 코로나19 환자
는 10% 정도, 가장 많을 때도 전체의 20% 정도로, 80~90%
는 일반 진료입니다. 그런데 세상에 코로나19만 있는 것처럼

돼버려서, TV에 출연했을 때도 "다른 진료가 많아서"라고 말하면, "네? 코로나19 이외에 다른 질병도 보시나요?"라고 깜짝 놀라더군요. 코로나19 전문의처럼 불리는 경우도 있는데, 전혀 그렇지 않고 코로나19 사태가 발생한 후 3년 동안 평소처럼 다른 질병을 치료했어요. 진료 중단 같은 건 거의 없어요. 당뇨병, 치매, 암 환자 등 코로나19와 관계없이 방문진료도 포함해서 쭉 보고 있어요.

그런데 언론은 코로나19에만 관심이 있어요. 코로나19의 사망 순위는 10위 이하* 잖아요. 더 중요한 것이 너무 많은데 모두 잊어버렸어요. 세뇌라고 해야 할까, 집단 히스테리라고 해야 할까, 그런 것에 대중매체가 편승한 것이죠.

기자   의료 종사자의 머릿속도 '코로나, 코로나' 상태여서, 한시가 급한 심근경색이나 뇌경색 치료가 늦어지고 암 수술이 미뤄지는 등 여러 악영향을 미치고 있다고 들었습니다. 나가오 선생님의 클리닉에서도 진료에 영향이 있었나요?

의사   어느 정도 있었습니다. 검사해야 하는데 미루고 싶다는 환자가 많았어요. 큰 병원으로 가야 하는 질병도 감염이 무섭다고 좀처럼 병원에 가지 않기도 했고요. 제8차 유행 이후에는 이런 경우가 꽤 줄었지만, 제5차 유행까지는 빈번하게 있었어요.

기자   코로나19 때문에 필요한 검사나 치료를 받지 못한 사람이 실제로 있었군요.

의사   다른 병원으로 연결해도 코로나19 때문에 수술에 제한이 있었던 경우도 있었고, 입원이나 외래 진료가 중지된 병원도 몇 곳 있었어요. 코로나19로 히스테릭해져서 일반 의료가 크게 무너졌습니다. 저희 입장에서는 그쪽이 훨씬 큰 문제였어요. 예를 들면 맹장이나 골절 같은 흔한 질병이나 부상도 받아줄 곳을 찾기가 굉장히 어려웠어요.

기자 약 처방이나 처방법에도 영향이 있었나요?

의사 클리닉에 오지 않으려는 환자 중에는 장기 처방을 바라는 분들이 늘어났습니다. 원래는 한 달 치를 처방한다고 하면, 2~3개월 치를 원하는 사람의 비율이 꽤 높아졌어요. 불필요한 진료가 줄어드는 장점도 있지만 단점도 있어요. 한 달에 한 번 정도 진료하는 것이 좋은데, 진료 간격이 길어진 것이죠.

기자 예를 들어 고혈압이나 당뇨병 같은 생활습관병은 혈압이나 당화혈색소(헤모글로빈 A1c)[•]의 변화에 따라 약을 늘리거나 줄여야 하는데 병원에 자주 오지 않아서 혈압이나 혈당 수치가 나빠진 사람도 있다고 들었습니다.

의사 그런 경우도 있죠. 코로나19에 걸리고 싶지 않으니 병원 내 체류 시간을 짧게 해달라는 사람도 있었는데, 그러면 진료를 대충 하게 됩니다. 세세한 것은 됐으니 약 처방만 해달라고 하는 환자도 많았어요. 한때는 온라인 진료로 약 처방만 해달라고 하는 사람도 많았습니다. 진료하지 않으면 약을 처방할 수 없는 경우도 있는데 제5차 유행 때는 왜 약 처방을 해주지 않느냐고 다툰 적도 있어요.

기자 또 하나 자주 들었던 말은 코로나19 감염으로 밖에 돌아다니지 말라는 분위기가 퍼지면서 건강 상태가 나빠진 고령자가 늘었다는 것입니다.

의사 이런 분위기 때문에 노쇠*해진 사람, 인지 기능이 저하되어 치매에 걸린 사람도 많아졌어요. 고령자에게 장기간 격리를 강요하면 이렇게 된다는 건 처음부터 알고 있었어요.

○ ○ ○ ○ ○ ○

- **코로나19의 사망 순위는 10위 이하** : 후생노동성의 '인구동태통계'에 따르면 2021년의 사망 원인 1위는 악성신생물(암)로 26.5%, 2위는 심장 질환으로 14.9%, 3위는 노쇠로 10.6%, 4위는 뇌혈관 질환으로 7.3%, 5위는 폐렴으로 5.1%이다. 코로나19(1만 6,784명)는 1.2%로 10위 안에 들지 않았다.

- **당화혈색소(헤모글로빈 A1c)** : 1~2개월 전의 혈당 상태로 당뇨병 지표 중 하나다. 혈당치가 높아지면 적혈구의 헤모글로빈에 결합하는 포도당의 양이 많아진다. 그 양을 모든 헤모글로빈 양을 모수로 해서 퍼센트로 나타낸 것이다. 국제적인 측정치(NGSP)로 6.0~6.5% 미만이면 당뇨병을 부정할 수 없는 상태, 6.5% 이상이면 당뇨병형으로 판정한다.

- **노쇠(frailty)** : 나이가 들어 심신과 인지 기능이 쇠약한 상태를 말한다. ① 체중 감소(연간 4.5kg 또는 5% 이상), ② 쉽게 피로해지는 현상, ③ 보행 속도의 저하, ④ 악력의 저하, ⑤ 신체 활동량 저하 등으로 판단한다. 노쇠 상태가 되면 간병 필요 확률과 사망 위험이 높아진다.

약은 늘리기는 쉬워도 줄이기는 어렵습니다

기자 나가오 선생님이 쓰신 《그 증상, 혹시 약 때문?》이라는 책을 읽었습니다. 다약제 복용의 폐해에 대해 나오더군요. 꽤 오래 전부터 의료계에서는 다약제 복용이 문제되고 있는데, 코로나19 이전과 이후로 상황이 달라졌나요?

의사 코로나19로 진료 기회가 줄어들고 여러 진료과를 거치는 다중 진료가 어려워져 다약제 복용은 줄어드는 방향으로 가는 것 같습니다. 물론 의료기관에 따라 차이는 있겠지만, 일본 전체로 보면 코로나19가 약을 줄이는 데 큰 역할을 한 것 같다는 생각이 듭니다. 그건 다행이라고 생각해요.

우리 클리닉은 진료 중단 비율이 낮아요. 저희는 진료 없이 약만 처방하지 않기 때문에, 기본적으로 모든 환자를 진찰합니다. 그래서 모두 열심히 병원에 나오죠. 하지만 다른 병원들은 환자가 줄었다고 하는 것을 보면 전반적으로 국가 방침처럼 약을 줄이는, 즉 다약제 복용을 해소하는 방향으로 어느 정도는 가고 있는 것 같습니다.

진료수가에 감약(減藥) 가산(약제종합평가조정가점 및 약제조정가점)이라는 것이 있어서 6종류 이상 처방받는 약에서 2종류 이상 줄이면 100점에서 250점의 가산수가가 적용됩니다. 우리 클리닉은 제가 먼저 앞장서서 점수를 따자고 말하기 때문에 꽤 점수를 얻었어요. 클리닉에는 '삼류 의사는 약을 늘리고, 이류 의사는 약을 줄이고, 일류 의사는 약을 쓰지 않는다'라고 쓰인 포스터도 여기저기 붙어 있어요. 그런데 보험 심사위원에게 물어보니 감약 가산을 받는 의료기관이 적다고 해요.

기자 다른 의사도 부담을 느끼겠네요.

의사 젊은 의사나 외과의가 제 말을 너무 잘 들어서 갑자기 약을 전부 끊거나 급하게 3~4개를 줄이는 등 환자에게 충분한 설명도 안 하고 약을 줄여서 클레임을 받은 적도 있어요. 의사들도 약을 줄이는 방법을 배우지 않았기 때문이죠. 기본적으로 하나씩 줄이는데, 1/2이나 1/4씩 줄이는 게 좋은 약도 많습니다. 그런 미세한 조정을 하면서 줄이는 것에 익숙하지 않은 의사도 있기 때문에 "나가오 선생님이 말해서 줄인 건데!"

라는 이야기를 듣기도 하죠.

기자   의사도 약을 줄이는 방법을 배우지 않는군요.

의사   환자에게 좋다고 생각해 진료실에서 이해를 구하고 줄인 것인데도, 환자가 '약을 먹지 말라고 했다', '의사에게 버림받았다'라고 생각해서 가족에게 불평을 듣기도 합니다. 충분한 설명과 이해가 없다면 약을 줄이기가 어려워요. 약은 늘리는 게 훨씬 쉽죠. 약을 줄이기 위해서는 그만큼의 근거를 설명하고 안심시켜야 하기 때문에 시간도 걸리고 번거롭습니다. 젊고 경험이 적은 의사가 약을 줄이는 건 사실 굉장히 어려운 일이에요.

기자   그러면 몇 개 이상 먹는 경우는 줄이는 게 좋다든가, 그런 약 중에서 무엇을 우선 줄여야 한다든가, 이런 원칙 같은 게 있을까요?

의사   저는 약은 '제로(0)'가 제일 좋다고 생각합니다. 오늘도 진료했는데 먹는 약이 전혀 없는 사람도 몇 명 있었어요. 약이 없으면 처방전도 나오지 않기 때문에 약국은 돈을 벌지 못해 곤란하지만, 역시 약은 먹지 않는 것이 제일 좋습니다. 차선책이 약 1종류, 그다음이 2종류, 그다음이 3종류. 일단은 이 원칙을 고수해야 합니다.

예를 들어 약을 5~6개 먹는 경우에는 전자 진료기록부를 보고 제 안에서 우선순위를 정해요. 그래서 반드시 약 수첩(언제, 어디서, 어떤 약을 처방받았는지 기록하는 수첩) 등에 '1, 2, 3,

4……' 하고 중요한 약부터 순서를 매겨줍니다. 당연히 약을 줄일 때는 우선순위가 낮은 것부터 하죠. 평소에도 본인에게 필요 없는 것부터 줄이면 된다고 말해둡니다.

기자 약의 우선순위를 매겨두면 환자도 알기 쉽겠네요. 획기적이라고 생각합니다.

의사 어떤 환자라도 약은 제로(0)를 목표로 합니다. 하지만 갑자기 약을 뚝 끊기는 어려우니까 일단은 6개를 5개로 만들고, 그다음 4개로 계단을 하나씩 내려가듯 약을 줄여갑니다.

예를 들어 화장실에 자주 가니까 약이 필요하다고 하면 약이 하나 늘죠. 그럴 때는 교환 조건으로 '이 약을 늘리는 대신 저 약을 줄이자'라고 제안합니다. 이렇게 약 하나를 늘릴 때 하나를 줄여서 플러스마이너스 제로(0)가 되도록 항상 세심하게 신경 쓰는 것이죠. 젊은 의사들에게도 이렇게 가르칩니다.

기자 그렇게 하면 약이 늘지 않겠네요. 굉장히 좋은 방법 같아요.

의사 이렇게라도 하지 않으면 약은 얼마든지 늘어날 수 있어요. 나이가 들어 몸이 약해질수록 약을 처방해달라고 호소하는데 그러다 보면 점점 약이 늘어납니다. 약을 줄이는 것은 나이가 들거나 쇠약해지는 흐름에 역행하는 것이기 때문에 항상 의식하지 않으면 약이 늘어날 수밖에 없어요.

간지럽다고 하면 가려움증 약, 잠이 안 온다고 하면 수면 제……. '화장실에 자주 간다, 어디가 아프다, 위가 이상하다' 등등 이런 증상이 나타날 때마다 약이 늘어납니다. 나이가 들면 얼마든지 상태가 나빠질 수 있으니까요. 특히 순환기 질환이 늘어나기 마련입니다. 혈압약, 콜레스테롤 약, 당뇨병 약, 항혈전제 등이 세트로 따라오기 때문에 6~7종류가 되어버립니다. 합병증으로 류머티즘까지 생기면 10종류는 가볍게 넘습니다. 이렇게 질병별로 투약하기 때문에 의식적으로 줄이지 않으면 점점 더 많은 양의 약을 먹게 됩니다.

기자 다약제 복용이 좋지 않다는 것은 많은 의사들이 인지하고 있을 텐데, 왜 그 흐름에 저항하지 않을까요?

의사 처음부터 환자에게 많은 약을 먹이려는 의사는 세상에 없을 거예요. 하지만 환자가 원하는 만큼 처방하다 보면 점차 늘어나게 마련입니다. 단순히 환자의 바람을 들어주는 것이 '좋은 의료'라고 믿는 순수한 의사도 적지 않습니다. 심지어 다약제 복용이 나쁘다는 것을 모르는 의사도 많아요. 약은 적을수록 좋고, 많을수록 좋지 않다는 단순한 원칙을 배울 기회가 없습니다.

최종 목표는
약을 먹지 않는 것입니다

기자 환자도 어떤 약이 제일 중요하고 어떤 약의 중요도가 낮은지 대부분 모릅니다. 그런 것을 가르쳐주는 의사도 거의 없을 거예요. 그런 우선순위를 나가오 선생님은 어떻게 매기시는지 궁금합니다.

의사 생명과 직결되는 약이 당연히 가장 순위가 높습니다. 그러니까 생명과 직접적으로 관련이 없는 약의 우선순위는 자연스럽게 낮아집니다. 다만 생명과는 관련이 없다 하더라도 환자에 따라서는 '오늘 밤, 푹 자는 것이 가장 중요하다'는 사람도 있으니 이런 부분도 감안하여 그 사람의 개성과 생각, 증상

등을 종합적으로 고려해서 판단합니다.

그래서 A와 B가 완전히 똑같은 10종류의 약을 먹는다고 해도 A와 B에게 약의 우선순위는 다릅니다. 그 사람의 성격, 나이, 생활, 예후 등도 감안해서 순위를 매깁니다.

즉, 의사가 독단적으로 우선순위를 정하는 것이 아니라 환자와 대화를 나누며 결정합니다. 당장 줄이지는 못하더라도 평소에 우선순위를 정해두고 환자에게 이해를 구하는 것이 중요합니다.

기자 반대로 말하면 환자도 주치의에게 '나에게 가장 중요한 약은 뭐죠?'라고 묻는 것이 좋겠네요.

의사 맞습니다. 보통 약 수첩에는 대충 약 이름이 나열되어 있지만, 어느 것이 중요한 약인지 환자와 의사가 서로 이야기한 다음 전자 진료기록부, 처방전, 약 수첩에 '우선순위를 정해서 쓴다'라는 대원칙을 만든다면 국가적으로 약을 줄이는 데 기여할 수 있을 것입니다. 하지만 안타깝게도 그런 발상은 하지 못하죠. 의료비를 줄이고 싶어 하는 재무성도 약을 줄이기는 어려우니 반쯤 포기하고 복제약 쪽으로 유도하는 데 힘을 쏟게 되었어요. 모든 약을 복제약으로 대체한다면 그것만으로도 의료비가 20~40%는 줄어들기 때문에 '그쪽이 더 빠르다'라는 생각입니다. 사실은 다약제 복용 문제 해결이 우선되어야 하는데도요.

또 하나, 약의 우선순위를 매기는 것과 관련해서 말씀드리자면, 사실 10년 전쯤 '진료기록부에는 주 병명을 가장 처음 기재할 것'이라고 했는데, 잘되지 않았어요. 왜냐하면 고혈압, 당뇨병, 치매, 골다공증과 같은 질병에 우선순위를 매기면 복수의 진료과가 관련되기 때문에 여러 가지 문제가 발생하거든요. 결국 의사회가 반대해서 주 병명, 부 병명을 기재하려는 시도는 2년 만에 실패로 끝났습니다.

기자 다약제 복용의 원인 중에 하나가 복수의 진료과에서 치료받는 것이잖아요. 내과에서 고혈압과 당뇨병 약을 받고, 정형외과에서 진통제를 받는 경우죠. 내과 의사는 당뇨병 약의 우선순위가 높다고 생각하지만, 정형외과 의사는 진통제가 꼭 필요하다고 생각하는 겁니다.

의사 최근에는 정형외과 의사가 내과 약을 처방하는 경우도 있어요. 정형외과 의사가 주치의여서 고혈압이나 당뇨병 약을 받고, 내과에서 진통제를 처방받는 역전 현상도 적지 않아요. 이런 어이없는 일을 없애기 위해 주치의 제도에 대한 논의가 이루어졌지만, 최근 1~2년은 아무래도 상관없다는 식이 되어서 의사회는 주치의가 여러 명이어도 괜찮다고 하고 있어요. 결국 달라진 게 없는 셈이죠. 가령 주치의가 여러 명이라 해도 우선순위를 정하는 게 좋아요. 그 순위는 환자가 정해야 하지만 국가에서 '주치의 순위를 정하라'고 말할 수는 있지 않을까요?

기자 그렇지 않으면 환자도 순위를 정하려고 하지 않을 거예요.

의사 　마지막으로 재택의료가 되면 주치의가 일원화되잖아요. 그런데 최근에는 재택의료도 2개 이상의 진료소가 할 수 있어요. 다른 주치의가 있는 환자에게 방문하면 내과에서 10종류의 약을 처방받는 데다 정신과에서 치매약, 수면제, 안정제 등을 5~6개 처방받아요. 이것도 문제라고 생각합니다.

결국 서양의학이 분화되고 전문화되고 있기 때문에 주치의 수도 늘고 약도 늘어날 수밖에 없습니다. 주치의 제도도 일본 의사회가 반대하거든요. 주치의를 한 명으로 한정하면 내과로 쏠리니까요. 그래서 이쪽도 저쪽도 다 배려한 결과, '주치의는 몇 명 있어도 상관없다'가 되어버렸어요.

그러니까 아무리 시간이 지나도 일원화되지 않아요. 재무성도 '주치의 논의가 이렇게 번거로우면 그냥 전부 복제약으로 하면 된다'라고 생각해버리죠. 복제약이 없으면 약국 경영이 안 되도록 강력하게 그쪽으로 유도하고 있어요.

그런데 이런 식으로 해서는 안 돼요. 주치의 제도를 좀 더 진지하게 논의해야 해요. 주치의를 일원화하고 약을 줄여가야 하는데, 기껏 약을 줄여도 나도 모르는 사이에 환자가 비뇨기과, 안과, 이비인후과, 정형외과, 정신과 등에 다니고 있어요. 그러다 보니 모처럼 내과 약을 줄여도 잠시 눈을 뗀 사이에 금세 10종류, 15종류까지 확 늘어나기도 해요. 이게 '프리 액세스(free access, 환자가 진료받고 싶을 때 자유롭게 병원을 선택할 수 있는 것)'의 폐해죠.

기자 영국에서는 사전에 GP(General Practitioner, 일반의)라고 불리는 가정의를 한 명 등록하고 원칙적으로 그곳에서만 진료받을 수 있습니다. GP가 전문적인 의료나 입원이 필요하다고 판단한 경우에만 큰 병원의 전문의에게 진료받을 수 있어요. 미국이나 유럽에서는 이런 주치의 제도를 채택하는 곳이 많습니다. 이렇게 해서 정말 전문적인 의료가 필요한 환자를 걸러내 불필요한 진료를 방지하는 것이죠.

의사 원래는 전국 공통의 전자 진료기록부로 어떤 약이 처방되고 있는지 의사가 확인할 수 있어야 합니다. 대만에서는 IC카드형 건강보험증으로 진료 내역과 약 수첩을 전부 볼 수 있어요. 제가 10년 전쯤 대만에 갔을 때부터 보편적인 일이었죠.

한편, 일본은 약 수첩이 없어도 의사에게 진찰받을 수 있어요. 약 수첩을 3~4개나 가지고 있는 사람도 있어요. 여러 진료과를 다니면서 의사에게 말하지 않는 사람도 정말 많아요. 의료·간병 정보를 공유하는 일원화 시스템을 만들려고 하면 간단하게 할 수 있을 텐데 일본 정부는 하려는 의지가 없어요.

저는 마이넘버카드(주민등록증)보다 의료와 간병 정보를 일원화한 관리 시스템을 만들어야 한다고 생각해요. 마이넘버카드에는 예금계좌와 연동되어 알리기 싫은 개인정보나 자산 상황을 국가가 파악할 수 있는 등의 여러 가지 문제가 있습니다. 그래서 쉽게 추진할 게 아니라고 생각하지만, 의료나 간병 정보에 한해서는 적극적으로 일원화해야 합니다. 그렇지 않으면 다약제 복용 문제는 해결되지 않습니다.

'이 의사 선생님은 약을 줄이니까 그만큼 다른 병원에서 받자'라는 사람도 정말 많아요. 수면제를 1알에서 2알로 늘려 달라는 걸 거절했더니 1알을 다른 곳에서 받아오는 겁니다. 할시온*을 몇 곳에서 받아 다른 사람에게 주거나 파는 사람까지 있어요. 규제가 엄청 느슨해요. 국가의 진정성이 보이지 않습니다.

기자 환자도 전문의에게 치료받는 것이 좋다고 믿는 부분이 있어요. 영국의 GP는 내과적 질환 이외에 피부 질환, 눈 질환도 봅니다. 우울증 같은 정신과 질환도 GP가 대응합니다. 이런 다양한 영역의 질병을 볼 수 있는 일반의가 먼저 본 다음 정말 필요할 때만 전문의가 진료합니다. 하지만 일본인에게는 전문의가 뛰어나다고 믿는 '신앙'이 있어요.

의사 맞아요. 전문의 신앙이 너무 강해서 주치의 제도가 뿌리내리기 정말 어려워요. 이를 극복하기 위해서 3개의 학회(일본프라이머리케어학회, 일본가정의료학회, 일본종합의료의학회)가 모여 2010년에 '프라이머리케어(일차진료) 연합학회'가 생겼습니다. 일차진료, 가정의료, 종합의료가 정착되기 위해서 더 적극적으로 활동해야 하지만, 의학회에서 전문의 기구의 세력이 세고, 내과와 외과 전문의를 한 단계 위, 프라이머리케어 연합학회 전문의를 아래로 보는 경향이 있어요.

저는 '주치과' 같은 것을 만들어 특정 연령이 되면 주치과로 일원화하는 것을 제안하고 있습니다. 주치과를 자유롭게 선택하게 한 다음 주치의 제도를 보급하는 것은 가능하다고 생각해요. 당뇨병 전문의라도 '주치과'로 종합적으로 진찰할 수 있을 것입니다.

애초에 병원은 '종합진료과(한국의 가정의학과에 해당)'를 표방하는 것이 허용되지만, 개인병원은 종합진료과를 표방하는 것이 인정되지 않습니다. 하지만 오히려 반대가 아닐까요? 개인병원이야말로 종합진료과를 표방할 수 있어야 합니다. 그리고 종합진료과에서 소견서를 받지 않으면 다른 과에 갈 수 없는 시스템을 구축해야 합니다.

기자 그렇습니다. 영국과 같은 제도가 이상적이라고 생각해요.

의사 특히 후기고령자(75세 이상)가 되면 '주치과'를 하나 선택해야 하는 대담한 정책이 필요합니다. '약을 지나치게 많이 먹으면 좋지 않아요', '주치의로 일원화를!'과 같은 캠페인을 국가적으로 벌이고 홍보하면 좋을 거 같아요.

○ ○ ○ ○ ○ ○

● **할시온**：트리아졸람이다. 벤조디아제핀 계열의 수면제로 초단시간에 작용하며 잠이 쉽게 들지 않는 불면증에 효과가 크다. 한편 약을 먹은 다음 날 기억력 장애, 졸음, 두통, 권태감 등의 부작용이 있으며, 갑자기 약을 끊으면 불면증이나 불안감이 더 강하게 찾아오는 반동 현상이 생기기 쉽다. 또한 의존성이 강하며 복용량이 쉽게 늘어나므로 복용에 충분히 주의해야 한다.

중복되기 쉬운 약부터
줄여나갑니다

기자 약을 많이 먹으면 어떤 해로운 점이 나타나는지 구체적인 사례를 들어서 알려주시겠어요?

의사 먼저 혈압약을 여러 곳에서 받는 경우가 있어요. 환자 중에는 자신이 먹는 약 중에 어떤 게 혈압약인지를 모르는 사람도 있어요. 또 내과에서 혈압약을 처방받았으면서 정형외과에서도 '저 혈압이 높아요'라고 말해서 혈압약을 처방받아 결국 2배로 먹는 사람도 있어요. 그래서 혈압이 너무 떨어져서 넘어졌다는 사람도 있습니다.

그리고 입이 마른다는 하소연도 많아요. 나이가 들면 타액 분비량이 줄어드는데, 항콜린제˙도 여러 진료과에서 처방받습니다. 구체적으로는 소화기계 약, 과민성 방광 약, 콧물 약, 가려움증 약입니다. 침이 잘 나오지 않는 자가면역질환인 쇼그렌증후군인가 싶어서 알아보면 그렇지 않습니다. 여러 병원을 다니며 입이 마르는 부작용이 있는 약을 먹는다는 사실을 알게 될 때까지 굉장히 많은 시간이 걸립니다. 의사에 따라서는 인공타액이나 타액분비촉진제를 처방하기도 하니까 다약제 복용이 더 가중되는 거예요.

기자 중복되기 쉬운 약으로 그 밖에 또 어떤 것들이 있나요?

의사 진통제가 중복되는 경우도 자주 있어요. 내과에서 '어디가 안 좋으세요?'라고 물으면 '신경통 때문에 힘들어요'라고 대답해서 진통제를 처방받은 사람이 정형외과에서도 이미 진통제를 받고 있어 용량의 2배를 복용하는 경우가 많아요. 비스테로이드항염증제(NSAIDs=엔세이드)는 소화기 관련 부작용이 나타나기 쉬워서 결과적으로 나도 모르는 사이에 위궤양이 생긴 사람도 많아요.

그리고 여러 약의 복합적인 작용인지 모르지만, 의욕이 없고 멍하고 기력이 없는 상태가 계속되어 인지 기능이 저하된 사람도 많습니다. 어떤 사람은 20종류를 먹고 있었는데, 그걸 조금씩 줄이다가 전부 끊었더니 마치 다른 사람처럼 팔팔해졌어요. 역시 서양 약은 기운이 떨어지는 약이 많아요.

기자 수용체를 차단하여 수치를 낮추는 약이 많죠.

의사 혈압을 낮추고, 콜레스테롤을 낮추고, 혈당을 낮추고, 뭐든 수치를 낮추는 약뿐이에요. 서양 약 중에 수치를 올리는 약은 거의 없고, 한방의 보약처럼 기력을 보충하는 약도 서양 약에는 많지 않습니다. 환자들은 수치를 낮추는 약만 먹고 있어요. 강압제를 10종류나 먹는 사람도 있고요.

기자 강압제를 10종류나요?

의사 네. 정말 깜짝 놀랐어요. 칼슘길항제만 4종류였어요. 상상이 되세요? 고혈압의 모든 계통의 약이 2종류씩 있는 거예요. 이 외에도 ARB, ACE, 베타 차단제, 이뇨제 등이 있었어요. 저는 그 사람을 진찰하면서 '이 사람, 잘도 살아 있네'라고 생각했어요. 이렇게 강압제를 먹는데도 죽지 않는 사람이 있다니, 정말 놀라웠습니다.

개업의 한 명이 처방한 건데, 환자 본인도 강압제를 10종류나 처방받았는지 전혀 알아채지 못했어요. 최근에는 이 정도로 극단적인 예는 볼 수 없지만, 예전에는 같은 작용을 하는 약을 몇 종류나 먹는 사람들이 많았어요. 진찰 중에 환자가 가져온 약을 펼쳐놓고 세어보면 15~20종류나 되는 경우도 굉장히 많았습니다.

○ ○ ○ ○ ○ ○

● **항콜린제** : 신경전달물질인 아세틸콜린이 아세틸콜린 수용체와 결합하는 것을 저해(항콜린 작용)하여 부교감신경의 작용을 억제하는 약제다. 파킨슨병 치료제, 소

화성궤양 치료제, 흡입용 기관지 확장제, 배뇨장애 치료제, 최면·진정제, 항우울제, 산동제 등 다양한 질환의 치료제로 사용된다. 부작용으로 갈증, 변비, 잦은 맥박, 두근거림, 부정맥, 기억장애, 섬망, 안압 상승과 같은 다양한 증상이 나타난다. 전립선 비대증, 녹내장, 중증근무력증은 항콜린제 사용으로 증상이 악화될 우려가 있기 때문에 복용해서는 안 된다.(《간호용어집》)

사실은 먹지 않는 약이 절반입니다

의사　이런 일도 있었어요. 방문진료로 어떤 환자의 집에 갔더니 제가 처방한 약이 1년 치 정도 산더미처럼 쌓여 있는 거예요. 먹지 않은 거죠. 이 약과 함께 다른 클리닉에서 받은 약도 쌓여 있었어요. 역시 환자의 집에 한 번 정도는 꼭 가봐야 해요. 사실 7년 전에 돌아가신 저의 어머니도 본가에 가보면 똑같은 상황이었어요. 약을 좋아해서 3년 동안 모은 약이 '쓰레기'처럼 방치되어 있었어요.

기자　3년 전에 돌아가신 저희 아버지도 똑같았어요. 어머니가 "이런 약을 먹었어" 하고 보여줬는데, 꽤 많은 약이 남아 있었어요.

의사 옛날에는 '복약 순응'이라고 했는데, 지금은 '복약 이행'이라는 어려운 말을 써요. 그러니까 복약률이에요. 80%라면 우등생입니다. 일본인의 평균은 아마 40~50% 정도일 거예요. 대략적으로 말해서 환자가 처방받은 약을 반 정도만 먹는다는 것이죠. 하루 3회라고 해도 다 먹지 않습니다. 특히 고령자는 자주 잊어버려요. 역시 낭비가 너무 많습니다.

약을 남기는 본인도 "의사 선생님에게 말하면 기분이 상할까봐 말을 못 했어요"라고 말해요. 이렇게 일본 전국에 남는 약을 돈으로 환산하면 엄청나겠죠.

가장 놀랐던 것은 인슐린이에요. 어떤 당뇨병 환자의 집 냉장고를 열어봤더니 자가 주사용 인슐린이 100개 정도 나왔어요.

기자 100개나요?

의사 한 대학병원에 당뇨병으로 가장 유명한 선생님에게 진료받는데, 혈당 조절이 어려웠다고 해요. 왜냐하면 인슐린을 안 맞으니까요. 치매에 혼자 살다 보니 자가 주사용 인슐린을 사용할 줄 몰랐어요. 그런데 대학병원이 좋으니까 거기에 다니는 거죠. 진료를 받아도 혈당이 내려가지 않으니 인슐린을 더 늘리고, 결국 인슐린이 점점 쌓여가는 거예요. 소중한 거니까 버릴 수는 없어서 냉장고에 보관하고요. 그런데 더 이상 들어가지도 않는 거죠. 그야말로 수십만 엔 정도가 쌓여 있었어요. '이 인슐린, 가져가서 팔아버릴까'라고 생각했지만 그것도 안 되죠.

기자 인슐린으로 사람을 죽이려면 죽일 수도 있으니까요.

의사 맞아요. 무서운 이야기예요. 수직적 의료의 폐해가 바로 이런 거예요. 이런 인지 기능 저하도 당뇨병 악화와 관련이 있어요. 그런데 당뇨병 전문의는 당뇨병은 치료하지만 치매는 알아채지 못할 수 있어요. 치매 때문에 자가 주사용 인슐린을 쓸 수 없다면 다른 방법을 찾아야 하는데 치매 환자의 혈당 관리라는 개념 자체가 거의 없어요.

애초에 치매 환자에게 '1일 4회 주사'라고 하는 것 자체가 장벽이 너무 높아요. 그런데 초속효성 인슐린을 아침 식사 후에 6단위, 점심 식사 후에 4단위, 저녁 식사 후에 4단위 주사하고 자기 전에 지속형 인슐린을 8단위 주사하는 것과 같은 복잡한 작업을 지시받아요.

그래서 사실은 약사가 가끔 환자의 집에 들러서 '약을 좀 보여주세요' 하고 냉장고를 열고 정확하게 먹고 있는지, 얼마나 먹고 있는지 체크해야 해요. 그래서 먹지 않고 있다면 '더 간단하게 합시다', 예를 들어 '하루에 1회로 합시다'라는 식으로, 환자와 그 가족과 같이 이야기를 나눠야 합니다. 혼자 살면서 가벼운 치매 증상이 있는 사람의 집에 가보면 정말 약밖에 없어요. 원래 이런 문제도 신경 써야 하는데 의학 교육에서는 아무것도 가르치지 않습니다.

의학 연구가 고령자 의학으로 전환되어야 하지만, 노인병과는 일본 전국의 82개 대학병원 중 20개 정도밖에 없어요. 게

다가 고령자의 혈압과 관련된 호르몬 연구만 하고 있어요. 그런 기초연구뿐만 아니라 고령자의 심신 상태나 생활환경에 따라 어떤 의료를 실천해야 하는지를 진지하게 생각해야 합니다. 하지만 이런 부분에 본격적으로 나서는 대학은 찾아보기 어렵습니다.

기자 애초에 처방받은 약을 전부 먹어야 하는 건 아니죠.

의사 환자도 현명해서 '왠지 필요 없는 거 같은데?'라고 마음대로 약을 줄여버리는 사람도 있어요.

기자 예상외로 약에 대해 잘 알고 있는 거네요.

의사 의사보다 환자가 더 똑똑한 경우도 있는데, 분명 안 먹는 편이 나은 약도 있어요. 예를 들어 비스테로이드성 항염증제의 대표적인 약인 록소프로펜만 수백 개가 나온 집이 있었어요. 굉장히 자그마한 할머니였는데, 록소프로펜을 많이 먹으면 소화관 출혈이 일어나고 신장도 나빠질 수 있습니다. "왜 이건 안 먹었어요?"라고 물어보니 왠지 위에 안 좋을 거 같아서 안 먹었다고 하는 거예요. 의사보다 할머니가 맞는 거죠. 그런데 약을 처방한 의사는 그런 피드백이 전혀 없어요. 계속 처방만 하는 거예요.

기자 먹지 않았다고 해도 숨기지 말고, '저는 필요 없다고 생각해서 안 먹었어요'라고 의사에게 솔직하게 말하면 되는군요. 그게 적절하다면 의사도 '생명에 지장이 있는 건 아니니까 그만 먹읍시다' 또는 '많이 먹으면 몸에 안 좋으니까 끊을까요'라고 하는 거죠. 반대로 인슐린처럼 끊으면 안 되는 약도 있으니까요.

의사 1형 당뇨병 환자 같은 경우는 말이죠.

의사에게 약을
먹지 않겠다고 말해도 됩니다

기자 약을 먹지 않았다거나 먹지 않겠다고 의사에게 솔직히 말할
수 있는 관계를 만들어야겠네요.

의사 맞는 말이지만, 역시 환자에게 의사는 거만한, 그야말로 '의
사 선생님'이라는 느낌이기 때문에 속마음을 말할 수 없는 분
위기가 있어요. 그래서 약사가 환자의 복약 상황을 체크해주
면 좋습니다. 이것을 실천하는 병원도 늘어났지만, 전국의 약
국에서 의무화할 정도로 진지한 대응이 필요하다고 생각합
니다. 고령자, 특히 후기고령자에게는 다약제 복용의 리스크
가 압도적으로 큽니다. 후기고령자는 먹지 않는 것이 좋은 약

이 굉장히 많습니다.

기자 구체적으로 어떤 약이 있을까요?

의사 우선 스타틴(31쪽 참고)입니다. 저는 "이걸 처방하지만, 75세
가 되면 그만합니다"라고 72~73세부터 약을 끊는다고 반복
해서 예고합니다. 이유를 물으면 "우리 병원의 규칙이에요.
근육이 약해질 수도 있고 장점보다 단점이 많습니다. 당신의
경우는 딱히 심근경색이나 뇌경색이 일어난 게 아니니까요"
라고 설명합니다(스타틴은 근육 손상의 부작용이 있고, 심각한 경우
에는 근육이 괴사되는 횡문근융해증이 생길 수 있다).

갑자기 끊으면 정신적으로 충격을 받고 울어버리는 사람도
있어요. 집에 돌아가서 약을 줄였다고 가족에게 하소연합니
다. 그래서 매년 예고하면서 약을 줄이는 방향으로 가는 배려
가 필요합니다.

우리는 대기실에 '약을 줄이는 클리닉입니다'라고 써 붙여둡
니다. 도쿄인가 어딘가에 약을 줄이는 '감약' 전문 클리닉도
있는 모양이지만, 일부러 전문 클리닉에 가지 않더라도 후기
고령자를 진료하는 의료기관이라면 약을 줄여가야 합니다.

기자 특정 의료기관이 아니라 모든 의료기관이 약을 줄이는 방향
으로 가야 한다는 것이죠?

의사 '감약' 전문은 잘못된 것입니다. 젊은 선생님에게 약은 제로
(0)가 가장 좋다고 말하면 그런 사람은 없다고 반론하는 경우
도 있어요. 하지만 있습니다. 게다가 약이 제로라면 약을 잘

못 복용하는 일은 일어나지 않습니다. 환자가 고령자라면, 아침, 점심, 저녁에 먹는 약을 한꺼번에 먹어버리거나, 약을 PTP 포장째로 먹어 식도 점막이 손상되거나, 약사나 간병인이 약을 잘못 건네는 사고가 자주 일어납니다.

약을 잘못 복용하는 일은 자주 있어요. 그래서 요양시설 등에서 종종 전화가 와요. 위장약 같은 일상적으로 먹는 약이면 괜찮다고 말하지만, 약이 많아지면 위험한 약을 잘못 먹을 확률도 높아져요. 그러니까 역시 약은 제로가 가장 좋아요. 환자에게 약을 꼭 처방해야 한다고 믿는 의사가 많지만, 절대 그렇지 않습니다. 설사약 1개 또는 수면제 1개 정도로 충분합니다.

혈당 조절은
나이에 따라 달라집니다

기자   강압제나 스타틴도 그렇지만, 중장년이 되어 약을 먹기 시작
해서 그대로 복용량을 유지한 채 막연히 계속 먹는 사람도 있
다고 들었어요. 하지만 모든 사람은 몸 상태가 변합니다. 나이
에 따라서 변하기도 하지만, 생활습관이나 계절에 따라서도
달라집니다. 의사나 환자도 이런 점을 크게 생각하지 않아요.

의사   전혀 생각하지 않습니다. 큰 강연장에서 강연이 끝나고 "강압
제를 '끊어야 할 때'는 언제인가요?"라고 고혈압으로 가장 유
명한 선생님께 질문한 적이 있어요. 그랬더니 그 선생님은 잠
시 가만히 있었습니다. "음⋯⋯" 하고 한동안 아무 말도 하지

않더니 "혈압약은 기본적으로 평생 먹는 약입니다. 하지만 어쩌면 끊는 게 좋은 사람이 있을지도 모르겠네요"라고 대답했어요. 끊어야 할 때가 있는 건 당연해요. 극단적인 이야기로, 100세인 사람에게는 필요 없어요. 그런 당연한 것을 권위가 있는 의사가 즉답을 못 하는 거예요.

당뇨병 전문의를 모아 '인슐린을 끊어야 할 때'라는 강연을 2회 정도 했어요. 처음에 "인슐린을 끊어야 할 때가 있다고 생각하나요?"라고 물었더니 전원이 없다고 대답했어요. 죽을 때까지 먹어야 하냐고 물으니 모두 그렇다고 손을 들었습니다. 그런데 그렇지 않아요. 재택의료를 받는 사람은 점점 먹기가 힘들어져 말라가니까 결국에는 인슐린이 필요 없습니다. 그런 걸 모르는 거예요. 대학병원이나 큰 병원의 전문의들은 자신의 발로 걸을 수 있는 당뇨병 환자밖에 모르니까요. 더 심한 경우는, 치매나 노환으로 병원에 입원하면 먹을 수 없으니 위루관을 삽입하여 영양을 하루에 2천 칼로리나 공급합니다. 그러면 당연히 혈당이 올라가죠. 거기에 인슐린을 하루에 4회 투여하는 치료를 하고 집으로 돌아옵니다. 환자를 당뇨병으로 만들기 위해 위루관을 삽입하는 것과 마찬가지입니다. '무슨 생각을 하는 거야?'라는 생각이 들죠. 그런데 이게 전문의에게는 정답입니다.

기자   당뇨병에 걸린다는 것은 섭취 칼로리가 너무 많다는 것이군요.

의사   맞습니다. 종말기 환자에게 그 정도로 많은 영양은 필요 없습

	유형 I	유형 II	유형 III
환자의 특징 · 건강 상태	① 인지 기능 정상 그리고 ② ADL 자립	① 경도 인지장애 ~경도 치매 또는 ② 수단적 ADL 저하, 기본적 ADL 자립	① 중등도 이상 치매 또는 ② 기본적 ADL 저하 또는 ③ 많은 병존 질환과 기능장애

		유형 I	유형 II	유형 III
중증 저혈당이 우려되는 약제 (인슐린 제제, SU제, 글리니드제 등)의 사용	없음	7.0% 미만	7.0% 미만	8.0% 미만
	있음	65세 이상, 75세 미만 7.5% 미만 (하한 6.5%) 75세 이상 8.0% 미만 (하한 7.0%)	8.0% 미만 (하한 7.0%)	8.5% 미만 (하한 7.5%)

고령자의 당뇨병 혈당 조절 목표(당화혈색소HbA1c 수치)

치료 목표는 연령, 이병 기간, 저혈당 위험성, 지원 시스템 등과 함께 고령자라면 인지 기능, 기본적 ADL(일상적인 활동), 수단적 ADL, 병존 질환 등도 고려하여 개별적으로 설정한다. 다만 노화에 따라 중증 저혈당의 위험성이 높아지는 것에 주의한다. 그 외 주의 사항에 대해서는 일본당뇨병학회의 홈페이지를 참조하면 된다.

출처 : 일본당뇨병학회 홈페이지

니다. 몸집으로 봤을 때 1,600칼로리가 필요하다고 해도 그 반으로 줄이면 인슐린 같은 것은 필요 없어요. 그런 것을 모르고 환자의 체중이나 신장 등 병원이 마음대로 만든 기준에 따라 영양요법을 실시해요. 특히 최근에는 영양이 부족하면 늙는다고 해서 고령자의 저영양을 방지하는 것이 의료의 큰 과제가 되었습니다. 그런 상업주의에 영합하여 여러 인공영양을 주입해 육용 닭처럼 살찌웁니다.

그런 사람이 집으로 돌아오면 저는 일단 인슐린을 끊습니다. 외국에서는 대부분 후기고령자의 혈압 관리는 '방치'입니다. 아무것도 하지 않습니다. 왜냐하면 약이 너무 잘 들 때 일어나는 저혈당이 더 위험하기 때문입니다. 300~400 정도의 고혈당으로는 죽지 않습니다. 그런데 일본에서는 엄격한 혈당 조절이 중요하다고 배우니까 90세이건, 100세이건 똑같이 하려고 합니다. 벌써 몇 년 전에 고령자의 당뇨병 혈당 치료 목표*가 바뀐 것도 몰라요.

고령자 중에 중등도 이상의 치매인 사람은 당화혈색소가 8.0 미만이라도 상관없다고 쓰여 있는데, 안과에 가면 '7.0이 넘으니까 안 돼'라는 말을 듣고 돌아옵니다. 그래도 된다고 말해도 치료 목표가 바뀐 것을 모릅니다. 고령자의 혈당 관리에 대해서 배울 기회가 없으니까 예전 기준대로 지식이 멈춰 있는 의사도 굉장히 많아요.

○ ○ ○ ○ ○ ○

● **고령자의 당뇨병 혈당 치료 목표** : 2016년 일본당뇨병학회와 일본노년의학회의 합동위원회가 고령자의 당뇨병 혈당 조절 목표를 발표했다. 고령자의 당뇨병 치료에서는 중증 저혈당이 일어나기 쉽고, 인지 기능을 방해하고, 심혈관 질환의 위험도 있기 때문에 환자의 건강 상태에 따라 보통보다 치료 목표를 느슨하게 설정한다.

의학에는 약을 '끊어야 할 때'라는 개념이 없습니다

기자 그래도 역시 SU제(설포닐요소제)*를 사용하는 의사는 줄어들
고 있죠.

의사 구체적으로 말하면 아마릴(글리메피리드)이나 글리미크론(글
리클라지드)이죠. 이건 해마다 줄어들어 지금은 SGLT2 억제
제*가 메인입니다. 이것도 심부전이 예방된다고 해서 치료상
으로는 좋지만, 언제까지 먹어야 할지가 문제입니다. 누워서
만 지내게 되어 요개호(일상생활에서 어느 정도 도움이 필요한지
그 정도를 나타내는 지표) 4나 5로 밥도 별로 먹지 않는 사람에
게도 꼭 필요한지 의문이 듭니다. 탈수가 일어나거든요. 메트

글루코(메트포르민)˙ 같은 것도 그렇습니다.

골다공증에 사용되는 비스포스포네이트 제제나 RANKL 억제제 같은 것도 그렇지만, 누워서만 지내는 사람에게는 필요 없어요. 그런데 골다공증 수첩 같은 걸 만들어서 골밀도가 어떻고, 제대로 약을 썼는지 체크하라고 해요. 마치 '먹이'를 받아먹는 것처럼 죽을 때까지 쭉 약을 복용하도록 교육받고 있어요.

"이런 약 이제 안 맞아도 돼요"라고 말하면, 가족들도 그렇게 생각했다고 말합니다. 하지만 누구도 멈추지 않아요. 복싱 시합에서도 위험하다고 판단되면 심판이 중간에 들어가서 막지요. 하지만 의학에는 끊어야 할 때라는 개념이 없기 때문에 막는 사람도 없어요. 그래서 '끊기학'을 널리 알리기 위해 제가 책을 쓰는 거예요.

기자 코로나19 백신도 그렇죠. 네다섯 번이나 맞았는데, 이제 슬슬 그만둬야 해요.

의사 그중에는 잘못해서 일곱 번이나 맞은 사람도 있어요. 그래도 멈추지 않아요. 의료뿐만 아니라 스포츠나 일도 그렇습니다. 무엇이든 그만둬야 하는 때가 있어요. 은퇴나 정년이 다가오면 모드를 전환해서 제2의 인생을 다시 시작하는 거예요. 인생은 기니까 그만둬야 할 때를 생각하지 않으면 안 돼요. 옛날에는 '인생 50년'이었으니 명확하게 그만둘 때라는 것이 없었을지도 모르지만, 지금은 80년, 90년도 사니까요. '인생 이

모작'이라고도 하잖아요. 그래서 오히려 그만둘 때가 잘 보이지 않는 것일 수도 있어요.

하지만 역시 약을 끊어야 할 때가 있어요. 우선순위를 매기고 낮은 것부터 끊으면 된다는 사실을 널리 알려야 해요. 지금은 끊는 것이 나쁘다는 개념밖에 없어요. 약을 먹는 것이 선이고 약을 끊는 것이 악이라는 느낌이죠.

○ ○ ○ ○ ○ ○

● **SU제(설포닐요소제)** : 췌장에서 인슐린 분비량을 늘려 혈당치를 낮춘다. 오래전부터 있던 약으로 예전에는 대량으로 쓰였지만, 위험한 저혈당을 일으키기 쉽다고 하여 사용하는 의사가 줄고 있다.

● **SGLT2 억제제** : 최신 당뇨병 치료제로 소변으로 포도당을 배출하여 혈당치를 낮추는 작용을 한다. 체중이 줄고 저혈당 발생 위험은 적지만, 요로감염증과 탈수에 주의해야 한다.

● **메트글루코(메트포르민)** : 간에서 포도당이 생성되는 것을 억제하여 혈당치를 낮추는 작용을 한다. 오래전부터 있던 약으로 한때는 유산산증(체내 젖산이 늘어나 신진대사가 저하되는 것)이라는 부작용 위험 때문에 많이 쓰이지 않았지만, 유효성과 안전성이 입증되고 약값이 저렴하여 최근에는 당뇨병의 첫 번째 선택지로 꼽힌다.

나의 건강을 의사가
책임질 수는 없습니다

기자 반대로 약을 전혀 먹지 않는데 건강한 사람도 있나요?

의사 당연히 있습니다. 98세인 남성으로 직접 식사요법과 운동요법을 실천하고, 의사에게 가지 않는 것이 생활신조예요. 책에도 썼지만 96세가 된 시점에 어떤 병원도 가지 않고 요개호 등급도 받지 않았어요. 어느 날 시청에서 집으로 찾아왔다고 해요. 제대로 살아 있는지 확인하러 말이죠.

기자 90세를 넘어서 의사에게도 가지 않고 간병 도움도 받지 않으면 시청에서도 '혹시' 하고 생각할 거 같아요.

의사 90세가 넘었는데 혼자 살면서 의료비도, 간병비도 전혀 쓰지 않는다. 그런 사람은 없다고 생각하지만, 현실에는 있습니다. 그 사람은 다양한 책을 읽고 NHK의 〈오늘의 건강〉을 보면서 건강법을 실천합니다. 다만 〈오늘의 건강〉에는 전문의 가운데 가장 유명한 의사가 나와서 마지막에는 역시 약을 권합니다. 그렇지만 그 사람은 약을 먹지 않기로 정했기 때문에 약 이외에 음식이나 운동 같은 것을 거기서 배웁니다. 현재는 100세가 가까워져 몸이 약해졌기 때문에 제가 주치의가 되었지만, 한 달에 한 번 방문진료만 하고 약은 전혀 먹지 않습니다. 데이케어도 물론 다니지 않아요. 하지만 본인의 집에서 매일 운동하고 있어요.

기자 나이가 들면 어디가 아프다거나 잠이 안 온다고 호소하는 사람이 많아요. 그분은 아무런 증상도 없나요?

의사 그 남성은 92, 93세까지 오토바이를 탔는데, 커브를 돌 때 45도 정도 차체를 옆으로 눕혀서 돌잖아요, 그때 제방에서 떨어져 갈비뼈가 두세 개 부러졌을 거예요. 그래도 병원에 안 갔어요. "괜찮아, 좀 부러진 것뿐이야"라고 말이죠. 그런 사람도 있어요.

기자 잠을 잘 못 자는 증상도 없나요?

의사 그분은 없어요. 젊은 시절부터 쭉 규칙적인 생활을 해와서 그럴까요. 지금은 미국인 봉사자가 와서 영어 수업을 받고 있어요. 이렇게 초고령이라도 약을 전혀 먹지 않는 사람이 실제로 있습니다. 하지만 대부분의 의사는 안타깝게도 병원에 오지 않는 사람과 접할 기회가 없어요. 그래서 이런 사람이 있다는 것도 몰라요.

저는 요양시설이나 방문간호 직원, 지역 사람들과 평소에도 정보를 교환하기 때문에 의사에게 진료받지 않고도 혼자 잘 살아가는 고령자를 많이 알고 있어요. 그런데 보통 의사들은 그렇지 않죠.

반대로 병이 있는데도 의사에게 가지 않는 사람도 많습니다. 저는 28년간 대기업의 산업의를 해왔는데, 건강검진 데이터를 보면 심각한 당뇨병에 걸린 사람이 정말 많아요. 그런데도 의사에게 가지 않는 사람이 그중 20~30% 정도 됩니다. 병에 걸린 사람은 반드시 의사에게 진료를 받을 것이라고 생각하지만, 그렇지 않아요. 정말 치료가 필요한 사람은 진료를 받아야 하는데, 병원에 가기 싫은 거예요.

그런데도 많은 의사들이 직접 진료하는 좁은 범위의 환자만 생각합니다. 저는 학교의도 했는데, 고등학생 중에도 당뇨병이나 고도비만인데도 병원에 가지 않는 경우가 적지 않습니다. 그런데 학교의 경험이 없는 의사는 그런 젊은 사람을 볼 기회가 없어요. 원래 의사는 사회의 다양한 면을 봐야 합니다. 눈앞의 '병명'으로 규정된 사람만 보면 반드시 실패합니다. 사회에는 굉장히 다양한 사람이 있다는 사실을 알아야 합니다. 오히려 환자에게 배우는 부분이 더 크기 때문이죠.

똑똑한 환자가
되어야 합니다

기자 약 없이 건강하게 오래 살고 싶으면 구체적으로 어떻게 생활
하면 되나요?

의사 100세가 넘은 사람들을 조사하는 '백수자(百壽者) 연구'라는
것이 있는데, 장수에 절대적인 법칙은 없다는 것이 결론이에
요. 몇 시에 자고 어떤 걸 먹으면 100세까지 산다는 것 역시
없어요. 그렇지만 각자 자기 나름의 건강법을 가지고 있어요.
제 경험으로 말하자면, 일정한 리듬으로 생활하는 사람이 많
습니다. 아침형, 저녁형 등등 다양해서, 새벽 5시에 일어나는
사람도 있고 점심 전에 일어나는 사람도 있어요. 하지만 일어

나고 자는 시간은 일정합니다.

식사도 한 종류가 아니라 다양한 것을 먹는데, 결과적으로는 균형 잡힌 식사를 하는 사람이 많습니다. 육식을 좋아한다고 고기만 먹는다면 좋지 않겠죠. 고기도 먹고, 생선도 먹고, 채소도 먹는 것이 좋습니다.

그리고 과식은 피해야 합니다. 하루에 네 끼를 먹거나 간식을 많이 먹는 것도 좋지 않아요. 데이케어센터, 단기보호센터, 요양시설 등을 이용하면 간식이 나오는데, 이건 그다지 좋지 않습니다. 살이 찌니까요. 단것을 많이 먹는 것도 안 됩니다. 예를 들어 점심을 먹었다면 저녁까지 아무것도 먹지 않는 거예요.

기자 제대로 공복을 유지하는 게 중요할지도 모르겠네요.

의사 맞습니다. 장수하는 사람 중에는 공복 상태가 중요하다는 것을 아는 사람이 많아서 식사 시간과 간격이 일정합니다. 무엇보다 식사가 한쪽으로 치우치지 않아요. 평범한 것 같지만, 이런 사람이 많습니다. 자기 나름대로 공부해서 먹고, 외식만 하는 사람은 별로 없어요. 직접 만들거나 누군가가 만들어줍니다. 조금 전에 말한 98세 남성도 직접 요리해서 먹습니다.

기자 100세 가까이 되어서 직접 요리해서 먹다니 정말 대단하네요. 수면장애 전문의의 이야기를 들어보면, '오늘 갈 곳과 오늘 할 일'이라는 말이 자주 나옵니다. 그러니까 밖에 나가서 사람을 만나고 몸을 움직이면 적당히 피곤해져 밤에 잠을 잘

자고 수면-각성 리듬을 만들기 쉬워집니다. 누군가와 대화를 나누면 인지 기능도 유지할 수 있습니다. 이런 별것 없는 일 상이야말로 정말 중요한 거예요.

반대로 가족끼리 살다 보면 '할머니, 그렇게 움직이지 말라니까. 다치면 위험하니까'라고 하기 십상입니다. 집에서도 일정한 역할이 있고 몸을 움직이는 편이 좋다고 들었어요.

의사 우리 클리닉 근처에 아마가사키의 오래된 상점가가 있는데, 그곳에 가면 90세가 넘어서 일하는 분이 계세요. 쭉 앉아 있지만, "어서 오세요" 하고 손님을 맞이하고 계산을 합니다. 언뜻 보면 인형 같기도 한데, 제대로 일하고 있어요. 자영업이니까 가능한 것이겠지만, 90세가 넘어 월급을 받으면서 일한다는 것이 정말 멋지지 않나요. 말 그대로 '오늘 갈 곳과 오늘 할 일'이 있는 거잖아요. 약간의 치매가 있어도 거기에 앉아 있는 것이 그 사람의 삶의 보람이고 생활 리듬이고 장수 비결입니다. 반대로 이런 것이 불가능해지면 빠르게 쇠약해지는 것 같아요.

기자 코로나19 이전에는 평생 현역으로 일하거나 적극적으로 밖에 나가 사람을 만나는 것을 의사회도 적극적으로 홍보했어요. 사코페니아(근감소증, 나이가 들면서 근육이 감소하는 것)와 노쇠를 예방하기 위해 소책자까지 만들어 널리 알리려고 했는데, 코로나19 자가격리로 전부 흐지부지되었습니다.

의사 '노쇠'에 대해 알리는 활동 같은 건 이미 늦었습니다. 2020년

4월에 제가 《걷는 것만으로 바이러스 감염을 이길 수 있다》라는 책을 내고 비웃음을 샀는데, 그 시점에서 해야 할 말을 한 거예요. 코로나19 자가격리를 계속하면 고령자는 점점 쇠약해지고, 간병이 필요한 사람이 늘어 더 많이 죽겠죠. 하지만 의료계도, 대중매체도 무시했어요. 그런 것을 처음부터 알고 있었으면서 의사들이 이제 와서 말하는 거예요. 전부 너무 늦었어요.

기자 이번 연말연시(2022~2023년)에도 정부의 전문가는 감염이 확대되고 있으니 가족이 모이는 걸 자제하고 조부모를 만나는 것도 좀 미루자고 말했습니다.

의사 그 반대로 해야 합니다. 정부, 전문가, 유명한 의사가 말하는 것과 반대로 하면 건강해집니다. '집에 있어주세요'라고 한다면 외출하세요. '사람과 만나지 마세요'라고 한다면 사람과 만납시다. 이렇게 말하지 않으면 잘못된 정보를 믿게 됩니다. 백신도 그렇지만 잘못된 정보 때문에 목숨을 잃는 사람이 실제로 있어요. '의학·의료라는 것은 이제 끝났구나'라고 생각할 수밖에 없어요.

기자 의학·의료계가 완전히 망가졌다는 것을 저도 코로나19 3년 동안 지겹도록 느꼈어요. 저는 나가오 선생님, 모리타 선생님, 고다마 선생님처럼 방문진료를 실천하고 고령자와 지역 사람들을 진료하는 의사들의 이야기를 듣고 있으니까 자가격리를 계속하면 오히려 고령자가 불행해진다고 생각했어요. 그런데 코로나19 덕분에 '의학·의료계는 그런 생각이 없었구나', '표면만 이해했구나'라는 것을 알게 됐어요.

의사 최근 3년간의 코로나19 사태가 바보를 발견할 기회가 되었죠. 의사의 90% 이상이 도움되지 않는다는 사실이 확실해졌습니다. 저와 모리타 선생님, 고다마 선생님은 의학·의료계에서 '말도 안 되는 의사'로 분류될지 모릅니다. 그런데 반대입니다. 누가 '말도 안 되는지'는 최종적으로 국민이 판단하겠지만요.

기자 코로나19 사태로 절실히 느꼈지만, 일본의 전문의, 특히 TV에 나올 정도로 유명한 사람들이 '선동꾼' 같다고 느꼈어요.

의사 선동하는 사람들이죠. 부추기고, 또 부추겨서 백신이든 조코바든 라게브리오(72쪽 참고)든 약을 파는 전문가입니다.

기자 환자들도 유명한 선생님이 하는 말이니까 무조건 믿을 만하다는 생각부터 조심해야 합니다.

의사 코로나19로 의학·의료계의 '가면'이 벗겨졌습니다. 지금까지는 의대 교수라고 하면 훌륭한 사람이라고 생각했을지 모르지만, 이제는 그런 시대가 아닙니다. 똑똑한 환자가 되어야해요. 자신이 신뢰할 수 있는 주치의를 찾는 것이 얼마나 중요한지 알아야 합니다.

기자 '마스크를 쓰면 감염이 예방된다', '모두가 백신을 맞으면 코로나19가 진정된다'라는 말은 틀렸습니다. 일본은 '마스크 우등생'인데도 제7차 유행으로 세계 최다 확진자 수를 기록했습니다. 그리고 백신을 네다섯 번 맞았는데도 코로나19 감염 사망자 역시 역대 최대를 기록했습니다. 정부와 전문가가 말한 대로 한 결과가 어땠는지 국민도 제대로 이해하고 다음 행동에 적용해야 합니다.

의사 하지만 의학·의료계는 이런 문제의식을 조금도 가지고 있지 않습니다. 우리의 노력으로 코로나19를 극복했다고 주장하겠지만, 완전히 정반대가 아닐까요? 그들은 국민의 발목을 잡았을 뿐입니다.

약도 얼마든지
해로울 수 있습니다

기자 정부, 의학·의료계뿐만 아니라 언론도 그렇지만, 역사적으로 약의 해로움에 대해 아무것도 배운 것이 없어요.

의사 정말 그래요. 에이즈 사건(혈우병 환자의 치료에 비가열혈액제를 사용하여 다수의 HIV 감염자와 에이즈 환자가 발생한 사건)이나 이레사 사건(폐암 치료제인 이레사를 복용하고 부작용으로 간질성 폐렴이 발병해 사망한 사건)에서 아무것도 배우지 못했어요. 이번 코로나19 백신 접종 후 사망자는 약 2천 명으로 보고되었습니다. 하지만 나고야대학 명예교수인 고지마 세이지와 교토대 명예교수인 후쿠시마 마사노리는 백신 관련 사망을 포함하면 수만 명은 될 것이라고 추측합니다. 그렇다면 인류 역사상 약으로 인한 가장 큰 피해입니다. 아마 코로나19 자체로 죽은 사람보다 약을 잘못 써서 죽은 사람이 더 많을 것입니다. 이런 것을 제대로 검증하지 않는 것 자체가 이상해요.

그런데도 상당수 의사가 약이 해로울 수 있다는 의식조차 하지 않고, 아직도 백신이 좋다고 생각해요.

기자 역시 사회를 모르기 때문이 아닐까요? 많은 사람들이 함께 사는 사회가 아니라 '질병'이라는 꼬리표가 붙은 환자만 찾아오는 병원 안에서 제약회사의 입김이 작용한 논문과 그들에게 유리한 정보만 보니까요. 그런 폐쇄적인 환경에 오래 노출되니 시야가 좁아진다고 생각합니다.

의사 코로나19 백신을 접종한 후에 크로이츠펠트-야콥병이 발병한 사람도 있는데 작년 12월에 3명이 임종 케어에 들어갔습니다. 12월 초에 5차 백신을 맞고 크로이츠펠트-야콥병을 진단받은 사람의 가족이 상담을 요청해 지금도 전화로 이야기하고 있어요.

코로나19 백신을 맞고 크로이츠펠트-야콥병에 걸리다니 황당무계하다고 생각하는 사람도 있겠지만, 코로나19 백신으로 생긴 스파이크 단백질이 크로이츠펠트-야콥병의 병원체인 프리온과 비슷한 작용을 하는 것이 아니냐는 지적이 처음부터 있었습니다. 어쩌면 백신 때문에 크로이츠펠트-야콥병이 생겼을지도 모른다고 의심하는 것이 의학의 기본입니다.

백신을 접종한 의사에게도 어느 정도 책임은 있다고 생각합니다. 사전동의(informed consent, 환자를 치료하기 전에 의사가 의료상의 진실을 환자에게 알리고 동의를 구하는 것)를 받고 접종하니까 책임이 없다고 반론하겠지요. 고노 다로 초대 백신접종 추진 담당 대신도 블로그에 "저는 운반책에 불과합니다"라는 취지의 글을 올렸습니다.

기자 책임을 회피하는 말투에 저도 놀랐어요.

의사 '운반책'은 각성제 판매상이나 무기 상인을 말하는 거죠. 백신 접종에 관련된 사람들은 모두 자신이 도망갈 생각밖에 하지 않아요. 2023년이 되어도 여전히 그 위험성을 깨닫지 못하는 의사가 90% 이상입니다.

기자 mRNA 백신의 위험성에 대해서는 일찍이 경종을 울린 연구자와 의사가 있었습니다.

의사 우리는 위험성에 대해 계속 호소해왔어요. 의사들은 전문가이니까 '그런 건 몰랐어요'라고 넘어갈 수 없습니다. 결국 모두가 흐지부지 끝내고 싶은 거예요. 정부도 의학·의료계도 있는 사실을 쉬쉬하고 없었던 일로 하려는 거죠.

기자 일본 국내 사망자가 이상하게 증가한 것도 '코로나19 숨은 감염자가 늘었기 때문'이라고 하는 거예요.

의사 그래서 저는 2022년 11월 18일에 참의원의 후생노동위원회에 참고인으로 불려갔을 때, 백신 후유증과 크로이츠펠트-야콥병에 대해 말했습니다. 백신으로 크로이츠펠트-야콥병이 발병한 경우는 외국에서도 많이 볼 수 있습니다. '몰랐다는 이유로 그냥 넘어갈 수는 없습니다'라는 의미로 국회 회의록에 남겼습니다.

기자 코로나19에 대해서도 처음부터 '무서워, 무서워' 하고 과도하게 부추기고, 백신을 맞으라는 말만 할 것이 아니라 코로나19를 제대로 다루고 판단하는 것이 중요합니다. 코로나19 사태를 교훈으로 삼아 우리가 어떤 태도로 의료를 대해야 할지 이야기해주시겠어요?

의사 맛집 사이트처럼 환자가 의사를 평가하는 시대로 변해야 합니다. 아닌 것은 아니라고 말하는 것은 시민의 정당한 권리입니다.

의사는 자신이 신이라고 생각해서는 안 됩니다. 시민의 힘만이 의료를 바꿀 수 있다고 믿어요. 일단 시민이 의료를 만들어간다는 의식을 가져야 합니다. 환자와 의사는 상하 관계가 아니라 대등합니다. 오히려 시민을 위해 의료가 존재합니다. 그 점을 잊지 말길 바랍니다.

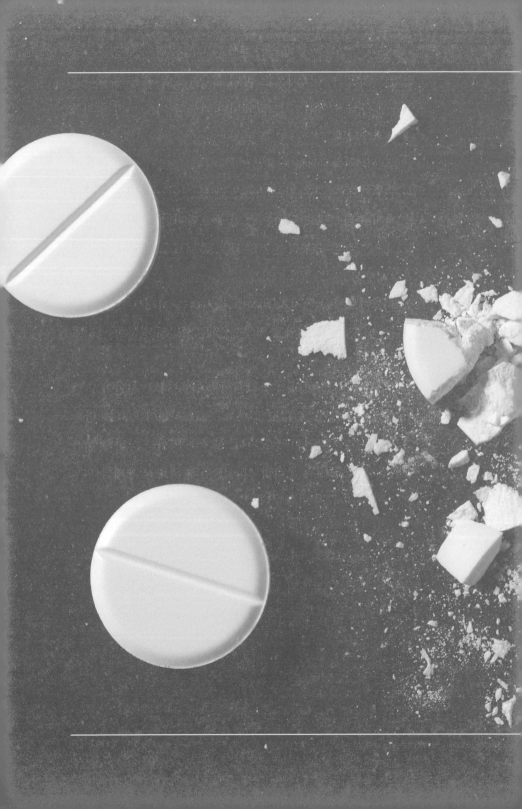

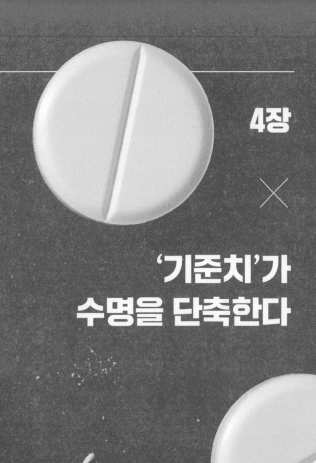

4장

×

**'기준치'가
수명을 단축한다**

2022년 베스트셀러 《70세가 노화의 갈림길》을 쓴 정신과 의사 와다 히데키 선생님은 자신도 당뇨병과 고혈압이 있지만, 기준치에 집착하지 않는 것이 중요하다고 역설한다. 70세가 넘어서도 현직으로 활동하려면 어떻게 약을 바라보고 어떤 마음가짐으로 살아야 할까? 그 발목을 잡는 의학계와 언론 문제도 포함하여 솔직한 이야기를 들어봤다.

기자 : 도리다마리 도루
의사 : 와다 히데키

약으로 혈당이 너무 많이 내려가면 알츠하이머 위험률이 올라갑니다

의사 2022년 11월에 배우 와타나베 도루 씨가 돌아가셨습니다. '당뇨병 치료의 폐해도 있지 않았나'라는 취지의 이야기를 유튜브 채널에서 했더니 조회 수가 약 30만 회를 기록했습니다. 와타나베 씨는 살이 찌고 빠지기를 반복했어요. 혈당 수치는 정상으로 만들려고 하면 할수록 저혈당*의 시간대가 생기기 때문에 어쩌면 고혈당이 아니라 저혈당일 때 장기가 손상을 입는 게 아닌가 하고 생각해왔어요.

예전에 근무했던 노인의료의 선구적인 의료기관인 요쿠후카이병원(도쿄도 스기나미구)에 고령자의 고혈당과 당뇨병은 치료하지 않아도 된다고, 언뜻 보면 과격한 말을 한 의사가 있었어요. 실제로 그곳에 병설된 요양시설 입주자의 생존 곡선을 보면 당뇨병군과 당뇨병 예비군과 정상군 사이에는 생존 곡선의 변화가 전혀 없습니다. 이런 사실에서도 알 수 있듯이 나이가 들면 혈당 같은 건 크게 신경 쓰지 않아도 됩니다.

그런데 지금 제가 근무하는 병원에 자주 실려 오는 사람은 아침 혈당치를 정상으로 만들려고 한 나머지 저혈당 시간대가 생겨 대소변을 가리지 못하거나 머리가 몽롱해진 고령자뿐입니다. 당뇨병을 억지로 정상 수준으로 돌리려고 치료하면 오히려 해가 될 수 있습니다.

기자 이제는 당뇨병 가이드라인도 고령자는 혈당을 크게 내리지 않아도 된다는 것으로 바뀌었습니다. (141쪽 참고)

의사 예전에 요쿠후카이병원에서 돌아가신 267명의 부검 결과를 조사했더니 알츠하이머병이 있었던 사람 중에 당뇨병이 있었던 사람이 8.8%(34명 중 3명)였던 데 비해 당뇨병이 없었던 사람은 27.4%(233명 중 65명)로 훨씬 많았습니다. 그렇다면 '뇌라는 것은 포도당이 많으면 알츠하이머병에 잘 걸리지 않네'라는 이야기가 됩니다(이타가키 데루유키 외 〈당 대사와 알츠하이머형 치매에 대해〉, 일본노년의학회잡지 1996년 33권 8호).

기자 일반적으로는 당뇨병인 사람이 치매에 걸리기 쉽다고 하는데, 실제로는 정반대인 것 같네요.

의사 규슈대학이 실시한 유명한 역학 인구인 '히사야마마치 연구'

데이터에 따르면 당뇨병이 있는 사람은 없는 사람에 비해 알츠하이머병이 발병할 위험이 2.1배나 높다고 합니다. 또한 난치성 당뇨병이라면 발병 위험이 3배나 된다고 합니다. 난치성은 약이나 인슐린을 많이 써도 혈당이 별로 떨어지지 않는 것을 말하거든요. 그렇다면 약이나 인슐린을 많이 쓰기 때문에 치매가 되기 쉬운 것이 아닌가 하는 생각도 해볼 수 있습니다.

기자 약 때문에 생기는 저혈당으로 발생하는 거군요. 실제로 고혈당보다 저혈당이 무서운 것으로 뇌가 손상되기 쉽다고 합니다.

의사 규슈대학의 연구 대상이 된 히사야마마치는 이른바 건강관리 도시이기 때문에 혈압이 높으면 혈압을 내리는 약, 혈당이 높으면 혈당을 내리는 약을 투여합니다. 그런데도 혈당이 높은 사람이 2.1배나 알츠하이머병에 걸리기 쉬워요. 한편 실질적으로 방치한 요쿠후카이병원에서는 반대로 당뇨병에 걸린 사람이 알츠하이머병에 걸릴 확률이 약 3배나 낮았어요. 그렇다면 저혈당의 피해가 고혈당의 피해보다 큰 게 아닐까요?

기자 연구자 중에는 알츠하이머병을 '뇌의 당뇨병'이라고 하는 사람도 있는데, 어떤가요?

의사 그런 건 아예 믿지 않아요. 그래서 저도 혈당은 아침에 300(mg/dL)으로 조절하고 있어요. 이 정도로 해두면 저혈당은 절대 생기지 않는다고 생각하니까요.

○ ○ ○ ○ ○ ○

- **저혈당** : 당뇨병으로 혈당강하제를 먹다 보면 혈당 수치가 지나치게 떨어져 저혈당을 일으킬 수 있다. 식은땀, 맥박 빨라짐, 손 떨림, 두통, 눈 침침함, 집중력 저하 등의 증상이 나타나고, 심해지면 경련이나 혼수를 일으켜 죽음에 이르는 경우도 있다. 저혈당이 오면 포도당, 사탕 등을 바로 섭취하여 혈당을 올려야 한다. 빈번하게 저혈당이 되면 협심증이나 심근경색을 유발하고 인지 기능 저하에도 영향을 준다고 알려져 있다. 많은 의사들이 바로 타격이 가지 않는 고혈당보다 저혈당이 몇 배 더 위험하다고 말한다.

혈당치를 내리는 데는
'약보다 운동'이 더 좋습니다

기자 그런데 혈당이 300이라고 하면 많은 사람들이 걱정할 것 같
아요(공복 혈당 정상 범위 70~100mg/dL).

의사 원래는 660이었으니까, 그에 비하면 300은 낮은 거예요.

기자 그래도 정상으로 여겨지는 범위를 꽤 많이 벗어나는데, 불안
하지 않나요?

의사 일단 걱정되니까 안저검사를 반년에 한 번, 신장 기능 검사
(GFR=사구체 여과율, 신장이 매분마다 여과하는 혈액의 양)를 3개
월에 한 번 하고 있어요. 제가 당뇨병이라는 걸 안 건 4년쯤
전인 2019년 설날이었어요. 그때 660이었죠.

기자 당뇨병 증상이 있었나요? 화장실에 자주 가거나 괜히 목이 마르거나.

의사 그 전해에 제가 감독한 영화의 시사회가 2시간이었는데, 소변을 참지 못했어요. '큰일이네. 할아버지가 돼버렸네'라고 생각했죠. 그게 당뇨병 때문인지는 상상도 못 했어요.

2019년 설날에도 목이 말라서 참기가 어려웠어요. 감기약 때문에 목이 마른 줄 알았는데 감기약을 끊어도 목이 마른 거예요. 친구 의사에게 혈당을 한번 재보라는 말을 듣고 재봤더니 660이 나온 거죠.

기자 그때는 기분이 어떠셨나요? 당뇨병에 걸려서 우울하지는 않았나요?

의사 그때는 한 달에 체중이 5킬로나 빠졌어요. "갑자기 당뇨병에 걸려서 체중이 한 달에 5킬로나 빠졌다"고 말했더니 지인인 의사가 "분명 췌장암이야"라고 하는 거예요. 그쪽이 더 암담했기 때문에 당뇨병 쪽은 크게 신경 쓰이지 않았어요.

기자 '췌장암이 아니네, 오히려 당뇨병이라 다행이다' 정도였군요. 당뇨병 치료는 어떻게 하셨나요?

의사 《인슐린 주사도 식사 제한도 필요 없는 당뇨병 최신 요법》을 쓰신 오카모토 다카시 선생님은 도쿄대학 의대 동창으로 ACCORD 실험*을 일본에 최초로 소개하는 책을 낸다고 해서 출판사 편집자에게 소개한 적이 있어요.

기자 유명한 당뇨병 연구잖아요. 표준치료를 하는 군과 엄격한 혈당 목표를 설정한 군을 비교하는 임상시험을 했더니 후자가 오히려 사망률이 높아졌다고 하죠.

의사 그렇습니다. 오카모토 선생님은 인슐린이 2형 당뇨병에는 좋지 않다고 말해요. 저도 이전부터 1형과 2형*에 똑같은 치료를 하는 것은 이상하다고 생각했어요. 그래서 인슐린만은 쓰고 싶지 않아서 오카모토 선생님에게 소개받은 의사에게 혈당강하제를 처방받았어요. 하지만 많이 내려가지 않았어요.

기자 어떤 약을 받으셨나요?

의사 메트글루코(146쪽 참고)와 글리미크론 같은 지극히 일반적인 약입니다. 그런데 결과적으로 스쿼트와 걷기로 혈당이 내려갔어요.

기자 그렇군요. '약보다 운동'이었네요.

의사 내려갔다고 해도 300입니다. 하지만 300이면 아침에 목이 많이 마르지는 않아요.

기자 스쿼트와 걷기는 누군가 말한 것이 아니라 스스로 시작한 건가요?

의사 책에서 스쿼트로 혈당이 내려간다는 내용을 봤어요. 한다 해도 하루 10번 정도예요. 걷기는 30분 정도 했어요. 자랑은 아니지만, 그 전까지는 전혀 걷지 않았다고 할 수 있어요.

기자 뭔가를 조사하거나 책을 쓰려면 책상에 앉아서 보내는 시간이 많죠. 어느 정도 해서 300까지 줄었나요?

의사 한 달 정도입니다. 그런데 그 이하로는 안 내려가요.

기자 이미 내당능 장애(혈액 속 포도당을 처리하는 능력이 떨어지는 상
태)가 생긴 건가요?

의사 그럴지도 몰라요.

○ ○ ○ ○ ○ ○

● **ACCORD 실험** : 미국국립심장폐혈액연구소(NHLBI)는 심혈관 질환의 위험이
특히 높은 2형 당뇨병 환자를 대상으로 당화혈색소(114쪽 참고)를 목표치인 6% 미
만으로 엄격하게 내리는 '집중치료군'과 느슨하게 7%대를 목표로 하는 '표준치료
군'의 치료 효과를 비교하는 임상시험을 실시하여 2008년에 중간 보고를 발표했
다. 집중치료군에서 사망률이 약 20%나 높다는 사실을 확인하고 실험은 중단되었
다. 예상외의 결과는 그 후의 당뇨병 치료 방식에 큰 파문을 일으켰다.

● **1형과 2형** : 당뇨병에는 1형과 2형이 있다. 1형은 어떠한 요인으로 췌장에서 혈
당을 내리는 호르몬인 인슐린이 분비되지 않아서 어린 나이에 발병하는 경우가 많
다. 2형은 유전적인 요인과 생활습관에 따라 혈당이 높은 상태가 이어지는 것으로
인슐린이 제대로 작용하지 않거나(내당능 장애), 인슐린 분비량이 떨어져서 생긴다.
압도적으로 많은 것이 2형 당뇨병이다.

내 상태가 좋다고 느껴지면
스스로 약을 줄입니다

의사 그래서 지금은 혈당이 300을 넘으면 메트글루코(메트포르민)를 먹고, 400이 넘으면 SGLT2 억제제인 포시가(다파글리플로진 프로필렌 글리콜 수화물)를 먹고 있습니다(146쪽 참고).

기자 300이 넘어 혈당 상태가 좋지 않다고 느끼면 스스로 가감하면서 약을 먹는 거네요. 보통 의사라면 이런 치료를 하지 않고, 일정한 양의 약을 매일 먹으라고 하겠죠.

의사 그렇습니다.

기자 그럼 일정량을 먹지 않아도 된다는 생각이신가요?

의사 300을 넘으면 고혈당 때문에 조금 해로울 것 같다고 생각하지만, 270 정도라면 괜찮지 않을까 생각합니다.

기자 메트글루코는 예전부터 있던 저렴한 약이죠. 현재 당뇨병 치료에서는 메트글루코를 가장 먼저 선택하는 의사가 많은 것 같지만, SGLT2 억제제 같은 새로운 약을 쓰고 싶어 하는 의사도 있습니다. 여기에 대해서는 어떻게 생각하세요?

의사 애초에 그 정도로 내리지 않아도 된다고 생각해요.

기자 내리지 않아도 된다는 건 역시 저혈당보다 낫다는 건가요?

의사 맞습니다. 저혈당보다 낫습니다. 혼자 살다가 저혈당 쇼크라도 오면 비참하니까요. 혼자 살거나 치매를 앓는 고령자가 당뇨병 의사 때문에 큰일이 나는 경우를 많이 봐왔어요.

기자 저혈당이 되어 인지 기능이 떨어지고 목숨이 위태롭기도 하니까요.

의사 또 치매에 걸린 사람이라면 실수로 인슐린을 두 번 주사하는 경우도 있어요.

기자 당뇨병 치료는 3대 합병증*과 뇌졸중, 심근경색의 위험을 줄이는 것이 목적입니다. 와다 선생님은 망막과 신기능 검사를 정기적으로 받으신다고 하셨는데, 현재 합병증은 없나요?

의사 현재는 전혀 문제없습니다. 안저도 괜찮고, GFR도 떨어지지 않으니까, 이 정도면 괜찮다고 생각합니다.

기자 신경장애로 인한 저림이나 통증, 감각장애도 없나요?

의사 없습니다.

기자 뇌졸중이나 심근경색도 걱정될 거 같아요.

의사 　심근경색에 관해서는 동창이 개업한 클리닉에서 5년에 한 번 정도 심장 검사를 받고 관상동맥 협착도 확인하고 있어요. 예전에는 혈관 나이가 80세 정도였지만, 이번에 67세 정도로 내려갔어요.

기자 　그건 운동을 해서일까요?

의사 　그렇겠죠. 그리고 향신료.

기자 　향신료요?

의사 　이것도 얼마 전에 TV에서 봤죠. 여러 가지를 다 시도해보지 않으면 모르잖아요. 훌륭한 약과 민간요법 중에 어느 것이 효과가 있는지는 사람마다 달라요. 해보지 않으면 알 수 없어요.

기자 　그렇죠. 향신료는 어떤 걸 드시나요?

의사 　강황과 시나몬. 인도 사람들은 심근경색이 적다고 해요. 그걸 요구르트에 뿌려서 먹어요. 요구르트는 오쿠무라 야스시 선생님(저명한 면역학자이자 준텐도대학 특임교수)에게 추천받았어요.

기자 　와다 선생님은 와인도 좋아하시죠. 프렌치 패러독스(french paradox)라고 하죠. 다른 서양 국가에 비해 프랑스가 심장 질환으로 인한 사망률이 낮은데, 레드와인의 폴리페놀이 동맥경화를 예방한다는 것 말이에요. 물론 알코올이니까 과음하면 역효과가 나지만요.

의사 　확실히 말해두자면, 스스로 상태가 좋다고 느끼는지가 중요합니다. 심장 검사에서 가끔 자동혈압계로 측정하면 높은 혈압(수축기)이 200mmHg를 넘지만, '어쩌다 그렇겠지'라고 생각하고 내버려뒀어요.

기자 흔히 '백의 고혈압'이라고 하죠. 의사 앞이나 병원에서 재면 긴장한 탓인지 혈압이 높게 나오는 거죠.

의사 수축기 혈압이 높은 것뿐이라면 괜찮다고 생각했어요. 그런데 처음 심장 검사를 하러 갔을 때, 관상동맥은 괜찮았는데 심근비대가 발견됐어요. "200 정도의 고혈압을 약 5년간 방치한 것이다. 심장의 근육이 두꺼워져 이대로라면 심부전이 된다"라는 말을 들었어요. 혈관 나이도 80세라고 하니까 절망적인 기분이 들었지만, 혈압을 약으로 140까지 낮추면 머리가 빙빙 돌아요. 어쩔 수 없어서 혈압은 160~170 정도로 괜찮다고 생각하고 있습니다. 그러니까 머리가 멍해지진 않아요.

기자 지금도 몇 종류의 혈압약을 먹고 계시나요?

의사 그렇습니다. 저는 기본적으로 약물치료를 완전히 부정하는 파는 아니에요. 다만 지금의 치료 목표는 너무 엄격하다고 생각합니다.

○ ○ ○ ○ ○ ○

● **당뇨병의 3대 합병증** : 신경장애(신경병증), 눈의 장애(망막병증), 신장장애(신장병증)를 가리키는데, 이 순서대로 일어나는 경우가 많다.

지금의 즐거움을 버리면서까지
치료하지 마세요

기자 그런데 식생활은 크게 변하지 않았나요?

의사 변하지 않았습니다. 몸에 안 좋다고 생각해도 와인이 없는 식
사는 있을 수 없는 일입니다. 그런 데다 일이 끝나고 집에 와
서 저녁을 먹기 때문에 회식 이외에는 보통 밤 9시나 10시쯤
식사합니다.

기자 밤늦게 또는 취침 전에 먹는 것은 좋지 않다고 하잖아요. 어
떤 걸 드시나요?

의사 마음대로 먹어요. 양도 적지 않은 것 같아요.

기자 당질 제한을 추천하는 책에서는 탄수화물을 끊고 고기를 먹

으라고 하잖아요. 고기도 자주 드시나요?

의사 고기든 채소든 가리지 않고 먹습니다.

기자 당뇨병 식사요법의 표준이 되는 칼로리 제한은 하지 않나요?

의사 전혀 안 해요. 다만 최근에 머리가 아픈 건 중성지방이 2,000 정도 되었기(공복 중성지방 정상 범위 30~149mg/dL) 때문이에요. 보통 중성지방 수치는 식생활에 따라 크게 변하지만, 1,000을 넘으면 급성 췌장염에 걸리기 쉽다고 합니다. 태어나서 처음 경험하는 고통이라고 하니까 급성 췌장염에 걸리고 싶지 않아요. 하지만 술을 끊을 수도 없어요. 그래서 중성지방을 낮추는 약을 먹고 있어요.

기자 중성지방이 높으면 식사를 다시 점검하거나 술을 줄이는 사람들이 많잖아요. 바꿀 생각은 없으세요?

의사 저는 역시 '지금을 사는 재미'가 우선이니까요. 혈당 300, 혈압 170을 방치한 상태로 10년, 20년이 지나면 어떻게 될까요. 지금 62세이니까 70세에 죽는 건 조금 빠르지만, 80세 정도까지 살면 책을 좀 더 쓸 수 있을지도 몰라요.

기자 책을 쓰든 무엇을 하든 건강수명을 늘리지 않으면 안 돼요.

의사 일할 수 있는 몸 상태를 유지하고 싶은 마음은 크죠. 췌장암이 의심되었을 때 검사에서 문제가 발견되지 않아 다행이었지만, 그때 곤도 마코토˚ 선생님과 공저를 출판한 지 얼마 되지 않았을 때라 어떤 치료를 할지 생각했습니다. 그런데 수술이든 항암이든 시작하는 순간 체력이 떨어져 글을 쓰거나 다른 여러 가지 일을 할 수 없다고 생각하니 연명한다고 해도 고작 반년이나 1년 정도밖에 살지 못할 바에야 치료하지 않 겠다고 마음먹었습니다.

기자 냉엄한 현실입니다. 췌장암은 수술로 제거할 수도 있지만, 난 치성으로 발견 후 수개월 안에 사망하는 사람도 많아요. 그래 서 치료로 체력을 잃는 것보다 끝까지 일할 생각을 한 것이군 요. 당뇨병이 진행되면 신부전이 되어 미래에는 투석이 필요 할 수도 있습니다.

의사 그래도 어쩔 수 없다고 생각합니다. 다만 지금 여기서 한 번 더 강조하고 싶은 것은 의학은 진보한다는 것입니다. 당뇨병 치료도 예전과 비교할 수 없을 정도로 좋아지고 있어요. 제가 신부전에 걸릴지도 모르는 10년 후에는 더 짧은 시간에 끝낼 수 있는 투석이 실용화될지도 모르고요. 10년으로 충분할지 모르지만 iPS세포(유도만능줄기세포)를 이식하는 기술이 발전 할지도 모릅니다.

기자 iPS세포를 췌장에 이식해서 인슐린을 분비하거나 신장에 이 식해서 신기능이 부활하거나.

의사 그런 것이 가능할 수도 있으니 지금의 즐거움을 버리면서 하 나부터 열까지 의사가 말한 대로 따를 생각은 없어요.

○ ○ ○ ○ ○ ○

● **곤도 마코토** : 전 게이오기주쿠대학 방사선과 강사다. 《암과 싸우지 마라》,《그

래도 암 검진 받으시겠습니까?》,《의사에게 살해당하지 않는 47가지 방법》,《암 치료가 당신을 죽인다》 등이 베스트셀러가 되어 무모한 절제 수술, 과도한 항암제 치료, 불필요한 검사 등 암 치료뿐만 아니라 현대 의료 전반에 이의를 제기하는 주장이 의료계를 넘어 사회 전반에 큰 영향을 끼쳤다. 그 공로를 높이 평가하는 의견도 있지만, 의료를 전면적으로 부정하는 듯한 주장에 반발하는 의료계 종사자도 많았다. 2022년 8월, 출근 도중에 의식을 잃고 쓰러져 이송된 병원에서 허혈성 심장 질환으로 73세에 별세했다.

약의 효과 못지않게 해로움을
검증하는 연구가 필요합니다

기자 당뇨병에 걸린 사람들은 어떻게든 낫고 싶어 합니다. 그래서
의사의 지시대로 약을 제대로 먹고 칼로리 제한이나 당질 제
한과 같은 식사요법을 평생 열심히 하죠. 이건 역시 틀린 것
일까요?

의사 저는 틀렸다고 생각합니다. 약 때문에 생기는 저혈당이 끼치
는 해가 큽니다. 많은 사람들이 본질적인 부분을 오해하고 있
는데, 당뇨병은 혈당치가 올라가는 질병이 아니라 혈당치가
움직이는 질병입니다. 당뇨병이 없는 사람이 저혈당 쇼크로
쓰러지는 일은 없지만, 당뇨병에 걸린 사람에게는 자주 일어

납니다. 치료하기 전부터 그렇습니다. 그래서 약 같은 것을 쓰면 괜히 더 혈당치가 움직입니다.

기자 혈당치의 급격한 변동을 가리키는 '혈당 스파이크'라는 말도 있지만, 약이 혈당 스파이크를 인위적으로 만드는 측면이 있을지도 모릅니다.

의사 예를 들어 병원에 가서 의사에게 얼마 전에 저혈당 쇼크가 있었다고 말하면 "이제 사탕을 가지고 다녀야 해요"와 같은 이야기를 하잖아요. 그게 아니라 환자가 저혈당이 생겼다고 하면 '지금 먹고 있는 약이 효과가 없는 건가'라고 먼저 의심하는 것이 제대로 된 의사입니다.

일본의 당뇨병 전문의는 정말 엉망이라고 생각해요. ACCORD 실험도 그 결과가 나오고 기준치가 수정되기까지 6년이나 걸렸어요. '엄격하게 혈당 조절을 하는 사람의 상태가 더 나쁜 것 같다'라는 것을 빨리 깨달아야 하는데 당뇨병 때문에 상태가 나쁘다고 믿습니다.

ACCORD 실험 결과가 나온 시점에 '역시 우리가 잘못했구나' 반성했어야 해요. 유방암 전문의도 마찬가지입니다. 곤도 마코토 선생님이 '유방전절제술과 유방보존술의 생존율은 차이가 없다'고 세상에 알리고 나서, 그것이 일본에서 표준치료가 될 때까지 15년이나 걸렸습니다.

기자 엄청나게 오래 걸렸네요. 그사이에 얼마나 많은 여성들이 쓸데없이 유방전절제술을 받았는지……

의사 대단한 의사들이 모두 은퇴할 때까지 옳은 소리를 할 수가 없어요. 그것이 일본의 의학계입니다. 혈압이든 혈당이든 그걸 치료한 군과 치료하지 않은 군을 비교하는 대규모 조사를 일본에서는 하지 않으니까요. 효과 검증을 하지 않아도 된다고 생각할지도 몰라요. 괜히 긁어 부스럼을 만들지 모르니까 의도적으로 안 하려는 걸지도 모르고요. 실제로 ACCORD 실험도 결과적으로는 긁어 부스럼을 만든 거죠.

기자 애초에 엄격하게 혈당 조절을 하는 집중치료군이 좋은 결과가 나올 거라고 생각하고 시작한 거예요.

의사 맞아요. 그래서 그 실험은 3년 반 만에 중단되었습니다. 유방암도 유방전절제술을 하는 게 분명 더 좋다고 생각했는데, 유방보존술과 비교했더니 그렇지 않았던 것입니다. 그와 같은 임상시험을 일본에서 하면 긁어 부스럼이 된다고 생각하니까요.

기자 의학계는 과거에서 아무것도 배우지 못하고 같은 일만 반복하고 있네요.

의사 그렇습니다. 대규모 연구도 하지 않으면서 남을 비판하지 말라고 말하고 싶어요.

고령자일수록
과다 처방에 노출됩니다

의사 환자에게 약을 강요하지 말라고 하고 싶어요. 원래 미국이나 유럽에서 대규모 연구가 활발하게 이루어지는 이유는 온전한 근거를 내놓지 않으면 보험회사가 돈을 주지 않기 때문입니다. 그런데 일본에서는 실력이 좋은 의사보다 논문을 많이 쓰는 의사가 출세하는 것에 비해서는 진지하게 연구하지 않아요.

기자 논문을 쓰고 있다고 해도, 의대 임상계 교수 중에 직접 대규모 연구를 주도하는 사람은 일단 없다고 생각해요.

의사 다른 논문을 인용하거나 조촐하게 동물실험을 하겠죠. 그래서 인간에게 주사를 놓거나 채혈하는 것은 간호사에게 시키면서 실험쥐 채혈은 천재적으로 잘하는 의사가 의대 교수가 됩니다.

기자 하지만 와다 선생님은 요쿠후카이병원에서 실제로 고령자를 진료하고 제대로 병리해부를 하고 조사하는 동료 선생님도 있으니 약이 치매를 일으키는 것이 아닌가 하고 깨달은 거군요.

의사 말씀하신 그대로입니다. 역시 나가오 선생님이나 모리타 선생님을 봐도 그렇지만, 열심히 환자를 보다 보면 깨닫는 것이 있습니다. 예를 들어 약을 쓰지 않는 사람이 오히려 장수하는 게 아닐까 하는 생각이 듭니다.

벌써 30년도 더 지난 일이지만, 국가가 고령자의 입원 치료에 대해 진료수가의 정액지불제도를 도입했어요. 정액으로 하면 비용을 줄여야 돈을 버니까 그때까지 고령자에게 엄청나게 약을 처방하던 병원이 확 바뀌어서 약을 가급적 쓰지 않는 방침으로 전환했습니다.

노인의료로 유명한 한 선생님은 "약의 양이 3분의 1이 되었다. 약의 양이 줄어드니 누워 있던 환자가 걷기 시작했다"라고 강연회에서 말하고 다녔어요. 약을 3분의 1로 줄여서 몸이 나아졌다면 그보다 좋은 일이 없죠. 그런데 일본노년의학회는 추적조사를 하지 않았어요.

기자 역시 제약회사를 배려한 것일까요? 일본노년의학회라고 하면, 도쿄대학 노인병과의 아키시타 마사히로 교수가 《약은 5종류

까지 : 중장년의 현명한 약 복용법》이라는 책을 내서 다약제 복용의 폐해를 일깨워주었죠.

의사 그 책을 냈을 때는 아키시타 교수도 꽤 반성했다고 생각했어요. 그런데 노년내과의 윗윗대 교수로 골다공증 연구로 유명한 오리모 하지메 선생님을 배려한 것인지 아키시타 교수가 연구 대표자로 있는 일본노년의학회의《고령자의 약물요법 가이드라인 2015》에는 골다공증만 '특히 신중한 투여가 필요한 약물 목록'이 실려 있지 않았어요.

기자 골다공증 약에는 비스포스포네이트, 선택적 에스트로겐 수용체 조절제(SERM), RANKL 억제제, 활성형 비타민 D_3 등 다양한 종류가 있는데, 가이드라인에는 "전부 문제가 없으니 쓰면 된다"라고 되어 있나요?

의사 네. 예를 들어 정신과 약이라면 대표적인 항정신병약, 수면제(항불안제), 항우울제는 전부 신중하게 투여해야 한다고 되어 있어요. 그런데 골다공증 약만 아무런 문제가 없다고요? 결국 학회의 눈치를 보는 것입니다.

그 후에는 고령자의 노쇠(114쪽 참고)가 문제라고 말하기 시작했어요. 그런데 코로나19로 '자가격리'를 시작한 순간 학회는 노쇠에 대해 한마디도 하지 않았습니다. 의사라면 정치적으로 태도를 이리저리 바꿔서는 안 돼요.

일본은 세계 최고의 초고령사회로 모두가 보험 진료를 하기 때문에 예전과는 달리 지금은 거기에서 빅데이터를 얻을 수 있어요. 약과 관련된 고령자의 예후와 건강에 대해 전 세계에서 가장 조사하기 쉬운 나라인데 연구하려는 사람이 대학에 아무도 없다는 것은 한심한 일이죠. 일본의 고령자 대상 대규모 연구에서 당뇨병에 의한 고혈당보다 약 때문에 생기는 저혈당이 위험하다는 결과가 나온다면《뉴잉글랜드 저널 오브 메디슨(The New England Journal of Medicine)》(세계 최고의 의학 전문지 중 하나)에 실릴 것이라고 생각합니다.

골다공증 약을 먹고 식욕이 없어지면 오히려 뼈가 약해집니다

기자   조금 전의 이야기로 돌아가서, 예를 들어 비스포스포네이트
       는 구체적으로 어떤 문제를 일으킬 수 있나요?

의사   환자의 호소 중 압도적으로 많은 것이 위장장애입니다. 고령
       자는 밥을 먹을 수 없으면 걸을 수도 없습니다. 아이러니하게
       도 골다공증 약을 먹고 식욕이 없어지면 오히려 뼈가 약해져
       서 골절되기도 합니다.

기자   나가오 선생님한테 들었는데, 누워만 있는 환자에게도 골다
       공증 약을 계속 쓰는 경우가 있다고 해요. "누워만 있는데 필
       요 없지 않나?"라고 말하시더라고요.

의사 나가오 선생님과는 조금 의견이 다를지도 모르는데, 저도 벤조(벤조디아제핀계 수면제·항불안제, 126쪽 참고)를 공격해왔지만, 그 약을 먹는 것으로 본인이 행복해진다면 특별히 누워 있다고 해서 끊을 필요는 없다고 생각합니다.

기자 나가오 선생님도 같은 말을 했어요. 마지막까지 남는 약은 수면제와 진통제 정도라고. 그 단계에서 중독되었다고 해도 억지로 끊을 필요 없다는 거네요.

의사 분명 의존성이 생길지 모르지만, 예를 들어 솔라낙스(알프라졸람)를 사용하면 그때까지 엄청 괴로워하던 사람이 행복한 표정을 짓습니다.

기자 그렇군요. 다만 아직 자립이 가능한 사람은 그런 의존성이 있는 약은 피하는 것이 좋겠죠?

의사 우리도 걸을 수 있는 사람에게는 가능한 벤조를 사용하고 싶지 않아요. 근이완 작용도 있어서 휘청거리다 넘어질 위험이 굉장히 큽니다. 하지만 누워만 있다면 괜찮지 않을까 하는 생각이 듭니다.

기자 결국 약이라는 것은 그 사람의 상황이라든지, 때와 경우에 따라 구분해서 사용할 필요가 있네요. 이것이 현재 의료의 사고 방식 가운데 결정적으로 결여된 부분일지 모릅니다.

의사 맞습니다. 환자가 먹기 힘들거나 위가 좋지 않다고 하소연해도 골다공증 약을 계속 쓰면서, 또 벤조를 처방하는 의사는 돌팔이의 전형입니다. 환자의 상태를 보고 생각해야죠.

이렇게 얕은 사고로 의료행위를 하면 이 나라가 장기별 진료 때문에 피해를 입게 됩니다. 콜레스테롤 하나만 해도, 순환기내과 의사가 보면 '낮추는 것이 심근경색의 위험을 줄이니까 좋다'라고 긍정합니다.

하지만 남성호르몬의 재료인 콜레스테롤 수치가 낮으면 특히 남성 고령자는 활력이 떨어집니다. 중장년에 스타틴을 쓰면 발기부전(ED)이 되기도 할 정도로 남성호르몬 분비량이 줄어듭니다. 스타틴은 순환기내과 의사에게 좋은 약일지 모르지만, 호르몬 의학에서 보면 나쁜 약입니다. 콜레스테롤이 지나치게 줄어들면 세포막이 약해져 면역 기능이 떨어지니까요. 약을 처방할지 말지는 이런 것도 종합적으로 고려하여 판단해야 합니다.

그런데 이 나라의 굉장히 나쁜 점이기도 한데, '의국강좌제(의학부 교수가 중심이 된 피라미드형 조직, 대학부속병원의 진료과별 의사 집단)'가 강하게 남아 있어서 옆 과에서 하는 것을 나쁘게 말해서는 안 된다는 불문율이 있습니다. 그래서 순환기내과에서 스타틴을 처방했다고 하면, 다른 진료과 의사가 '이건 끊는 게 이 사람의 건강에 도움이 될 텐데'라고 생각해도 말하지 않아요.

기자 발기부전이 되면 비뇨기과에 가서 관련 약을 받아옵니다. 그렇게 해서 약이 줄어들기는커녕 더 늘어납니다.

의사 그렇습니다. 다른 진료과 의사가 부작용이 많은 약을 처방해도 비판하지 않아요. 각각의 전문가가 하는 일에 대해 참견하지 않습니다. 그래서 이번 코로나19도 전염병학자들만 모여 대책을 결정하고 다른 의사는 그걸 비판하지 않았어요.

약에만 의지하면
면역력을 높일 수 없습니다

기자 코로나19에 대해서는 감염 방지의 관점뿐만 아니라 고령자
의 노쇠를 어떻게 막을지, 아이들의 심신 발달에 지장은 없는
지, 격리를 계속해도 경제적 문제는 없는지, 이런 다양한 관
점에서 대책을 생각해야 했는데 그런 것은 대부분 고려되지
않았어요.

의사 전문가 회의의 구성원에 고령자 전문가, 정신의료 전문가, 면
역학자 등도 들어가야 하는데 포함되지 않았어요. 얼마 전 오
쿠무라 선생님과의 대담을 책(《'80세의 벽'은 결국 면역력이 해결
해준다》)으로 만들었는데, 백신도 그저 항체가를 올리면 되는

것이 아닙니다. 면역세포가 '이게 적이다'라고 생각하게 하는 것이 본래의 목적입니다. 그런데 '항체가 떨어졌으니 다시 맞자'라는 건 목적과 맞지 않죠. 원래 면역 기능이 떨어진 사람에게 백신을 접종해서 그렇게 만들려고 해도 안 되는 건 안 되는 거죠.

기자 고령자 중에 면역 기능이 떨어진 사람은 백신을 접종해도 큰 효과가 없다는 건가요?

의사 저는 그렇게 생각합니다. 왜냐하면 만신창이인 군인에게 나가서 싸우라고 명령해도 무리잖아요.

기자 고령자뿐만 아니라 기저질환이 있는 사람과 면역력이 떨어지는 질병에 걸린 사람에게도 코로나19에 걸리기 쉽다는 이유로 백신 접종을 권했지만, 본질적으로는 잘못됐을 가능성이 있다는 거죠.

의사 저는 틀렸을 가능성이 있다고 생각해요.

기자 반대로 젊은 사람은 면역력이 강하니까 당연히 코로나19에도 강하겠죠. 그렇다면 백신을 맞을 필요가 있는 사람은 거의 없습니다.

의사 전문가 회의에 면역학자가 없으니 이런 점을 거의 이해하지 못해요. 백신 만능론에 지배되어 백신만으로 코로나19에 대응하려고 했어요. 하지만 코로나19 유행 전에는, 예를 들어 독감이나 심한 감기가 유행하는 시기가 되면 '충분한 영양과 비타민 C를 섭취합시다', '따뜻하게 하고 충분한 수면을 취합시다'처럼 면역력을 높이자고 홍보했어요. 그런데 코로나19 때는 이런 걸 일절 하지 않고 백신 하나만 가지고 싸우려고 했어요.

기자 물론 독감도 걸리면 중증화되는 사람이 있지만, 감염되어 별 일 없이 나으면 면역력이 강화됩니다. 즉, 생백신을 맞는 것과 똑같습니다. 코로나19가 에볼라바이러스 수준의 강독성 바이러스라면 이야기가 달라지지만, 독감보다 치사율이 높은지 낮은지 논의되는 정도의 전염병이라면 걸리는 것 자체를 '악'으로 볼 필요는 없습니다. 왜 이런 발상이 불가능할까요?

의사 모르겠어요. 적어도 면역 구조에 대해 전염병학자들이 이렇게까지 무지했다는 것은 놀라운 일입니다.

기자 결국 항생물질이나 항바이러스제, 백신, 원내 감염 방지 같은 것만 생각했기 때문일까요?

의사 잘 모르겠지만, 전염병이 전문이라면 당연히 면역에도 정통할 텐데 거의 무지했어요.

기자 좀 어이가 없는 것이, 지금까지는 항체가 줄어드니까 3개월마다 코로나19 백신을 맞아야 한다고 했는데, 미국식품의약국(FDA)이 올해 갑자기 1년에 한 번 독감 백신처럼 맞을 것을 제안했습니다(2023년 1월 23일). 어떤 근거로 그러는지는 잘 모르겠네요.

간 기능이나 신장 기능이 떨어지면 약이 '너무 잘 듣는다'

의사 다른 진료과 전문가에게 이의를 제기해서는 안 된다고 하는데, 이것이 지금 큰 문제가 되고 있는 다약제 복용의 가장 큰 원인이기도 합니다. 순환기내과에 가고 호흡기내과에 가고 다음에 또 다른 내과에 가서 각각의 선생님에게 처방받은 약을 무비판적으로 복용하면 금방 10종류가 되어버립니다.

기자 와다 선생님의 외래로 환자가 왔는데, 10종류나 되는 약을 먹는다면 다른 과의 약이라도 줄이는 게 좋겠다고 말씀하세요?

의사 정신과 외래 환자가 '이렇게 많이 먹어요'라고 하면 어떤 걸 줄이면 좋은지 말해줍니다. 그리고 아무리 봐도 멍하거나 기운이 너무 없을 때는 약을 좀 줄이는 게 어떻겠느냐고 조언합니다.

기자 요쿠후카이병원 같은 고령자 중심 의료기관에서는 치매나 우울증이 의심되어 병원에 왔는데, 진찰해보니 약 때문인 경우도 자주 있었나요?

의사 제가 요쿠후카이병원에서 근무했을 때는 벤조가 굉장히 많이 쓰이던 시대였어요. 역시 이걸 줄여가니 환자의 상태가 꽤 달라졌어요.

나이가 들수록 간과 신장 기능도 떨어지니까 하루 세 번 먹는 약을 두 번으로 줄이고 최종적으로 한 번으로 줄이지 않으면 약의 성분이 서서히 몸에 쌓여 너무 잘 듣는 상태가 되어버립니다.

기자 그것에 대해서도 많은 사람들이 크게 의식하지 않는 것 같아요. 원래는 혈압이나 혈당 약도 많이 먹어야 수치가 내려갔는데, 간과 신장 기능이 떨어지면서 약 성분이 체내에 쉽게 남아 지나치게 내려간다고 들었어요.

의사 오늘 아침에도 TV에서 실내 온도를 18도 이상으로 유지하지 않으면 사망 위험이 높아진다는 이야기를 들었어요. 거기에 나온 선생님이 "여름과 겨울은 혈압이 약 10 정도 차이가 납니다"라고 말했어요. 그렇다면 여름과 겨울에 약을 다르게 쓰는 의사는 어느 정도 있을까요?

기자 별로 없겠죠.

의사 의사들이 얼마나 환자를 제대로 보지 않는지 알 수 있습니다.

기자 매번 진료할 때마다 검사하는 것은 환자의 상태 변화를 보기 위해서잖아요. 그런데 그걸 잘 활용하지 않아요.

의사 여름철에 혈압이 떨어지면 "약을 조금 줄일까요?", 다시 겨울철이 되어 올라가면 "슬슬 늘릴까요?"라고 한다면 꽤 좋은 의사라고 생각합니다. 그런데 그런 이야기를 들어본 적이 없어요.

기자 검사에서 기준치를 초과했다면 무조건 약으로 내리고 그 후에는 방치하는 느낌이에요.

약을 먹고 수치는 정상인데
왜 컨디션은 안 좋을까요?

기자 고령자를 제대로 진찰하는 의사라면 다량의 약 처방은 그만
두고, 환자의 증상뿐만 아니라 생활환경과 가치관까지 고려
해서 그 사람이 나답게 마지막까지 살 수 있도록 지원해야 합
니다. 이런 흐름에 세상도, 의료도 동참하고 있을 거라고 생
각했는데, 이번 코로나19 사태로 전혀 아니라는 것을 깨달았
습니다.

의사 흔히 환자들은 의사가 약을 처방할수록 돈을 번다고 생각하
는데, 그렇지 않습니다. 원외 처방이니까 병원이나 클리닉이
돈을 버는 것은 아니고, 오히려 약을 줄이는 편이 '감약' 가산

이 붙어 돈을 버는 시스템입니다. 그럼에도 조금도 상황이 변하지 않는 것은 의학교육이 문제라고 생각합니다.

기자 구체적으로 어떤 부분이 잘못된 걸까요?

의사 ACCORD 실험에 대한 의학계의 반응을 보고 느낀 점은 설사 임상적 의견이 바뀌어도 의사는 자신이 하는 말을 바꿀 수 없다는 것, 즉 의학이 종교화되어 있다는 것입니다. 저는 자주 '처음부터 답을 알고 있는 것이 종교, 해보지 않으면 모르는 것이 과학'이라고 말하는데, 일본의 교수급 의사는 처음부터 답을 알고 있다고 믿습니다.

임상을 얕보기 때문이에요. 순환기내과 의사라면 자신의 전문 분야인 혈압에만 관심이 있어요. 그러니까 정상 범위가 되면 만족하고, '혈압은 정상이 되었는데 왜 환자의 컨디션이 나쁠까'와 같은 의문을 가지지 않습니다.

기자 ACCORD 실험에 관해서 말하자면, 혈압을 엄격하게 낮추는 치료는 잘못되었다는 사실을 알게 된 거죠. 그러면 잘못을 인정하고 사과해야 합니다.

의사 곤도 선생님의 유방보존술도 그랬어요.

기자 사실 학회로서는 곤도 선생님에게 사과하고 시대를 앞서 유방보존술을 제창한 공로를 인정해야 합니다.

의사 그렇죠. 표준치료로 만들었으니까요. 당뇨병에 대해서는 아직도 당화혈색소를 6% 이하로 낮추는 것에 집착하는 의사가 있어요.

기자　고정관념이 바뀌지 않는 걸까요? 아니면 ACCORD 실험 자체를 모르는 걸까요?

코로나19도 마찬가지입니다. 전문가들은 사과해야 할 일이 많을 것입니다. 백신 접종도 시작했는데 수습되기는커녕 제 7차 유행에서는 확진자와 사망자가 역대 최대를 기록했어요. 그러자 이번에는 숨은 코로나19 감염자가 늘어서 사망자도 늘었다고 말하기 시작했어요. 그런 데이터가 없는데도요. 전문가들이 근거도 없이 언론에 억측을 말하는 것이죠.

의사　사망자가 늘어난 것은, 일본에 고령자가 많기 때문이라고 생각합니다. 90세 이상이 약 260만 명, 요개호 5가 약 60만 명 있습니다. 그러니까 감기에 걸려도 죽는 사람이 그 정도는 있다는 말입니다. 아무리 약독화되었다 하더라도 코로나19 감염률이 높아지면 사망자가 늘어나는 것은 당연합니다.

지금 일본에서는 하루에 4천 명 정도 죽습니다(2023년 1월 기준). 감염률이 전 국민의 20%가 되면 800명이 코로나19로 죽어도 이상하지 않아요. 다만 이것은 PCR 검사에서 양성이라는 뜻입니다. 800명 전원이 코로나19가 직접적인 사인으로 죽는 것이 아닙니다. 지금의 계산 방법이라면 다른 병으로 죽어도 PCR 검사에서 양성이라면 코로나19 사망자로 계산됩니다.

기자　맞아요. 코로나19 감염 사망자의 실태를 보여주지 않는다고 비판받죠.

의사 교통사고로 죽든 자살하든 암으로 죽든 PCR 검사에서 양성이면 코로나19로 죽은 것이 됩니다. 사실 저도 두세 번 코로나19 양성이 나왔는데 무증상이었어요. 그런데 저도 중증 당뇨병에 중증 고혈압과 심부전도 있습니다. 기저질환 덩어리예요. 이런 고위험군이 PCR 검사에서 세 번이나 양성이 나왔는데 전부 무증상이었어요. 이 정도의 질병으로밖에 생각되지 않습니다.

요컨대 PCR 검사에서 양성이라고 해서 모두 코로나19 때문에 죽은 것처럼 보도하지 말라는 거예요. 코로나19로 하루에 400명이 죽는다고 공표해도 순수하게 코로나19 때문에 죽은 사람은 그중 수십 명 정도일 거예요.

기자 그런데도 언론에 자주 등장하는 전문가는 숨은 코로나19 감염자가 있으니 코로나19를 만만하게 보면 안 된다고 말해요.

의사 TV에 나오고 싶어서 그런 거라고 생각해요. 제작진의 의도에 부합하는 말을 하면 계속 나올 수 있으니까요. '그런 말은 할 수 없어요'라고 본심을 드러내는 순간 다음 주부터 아웃이죠.

기자 역시 눈치를 보면서 비위를 맞추는 사람만 남는다는 건가요? 코로나19 사태로 '의료에 대한 과도한 의존은 좋지 않다', '의료 개입으로 반드시 좋은 결과가 나온다고 할 수는 없다'와 같은 것을 깨달은 사람도 많아졌겠어요.

의사의 말을 그대로 받아들이면 안 된다고 생각하는 사람들이 많아진 것을 계기로 의료를 대하는 방식을 다시 한 번 재고해야 합니다. 와다 선생님은 의료가 어떻게 바뀌어야 한다고 생각하세요?

의사 　의대 교수들이 더 진지하게 연구해야 합니다. 마른 사람보다 조금 뚱뚱한 사람이 장수하는 이유는 무엇인지, 정말 이 약을 먹는 게 좋은 것인지 등등 다양한 주제를 제대로 연구해야 해요.

기자 　콜레스테롤이 높은 사람이 더 오래 산다는 데이터도 있죠.

의사 　맞아요. 하지만 정말인지는 알 수 없어요. 의대 교수들이 불성실하고 연구를 안 하니까 우리는 임상 경험에 따라 말할 수밖에 없는 겁니다.

장수가 늘어난 것은
약과 의료 덕분이 아닙니다

의사 일본의 저널리즘도 최근 20~30년 동안 엄청나게 썩어버렸어
요. 형사사건에 대한 언론 보도도 경찰 발표를 그대로 받아쓴
기사뿐이에요. 피고인 측 변호사의 주장도 넣어야 하는데 정
보원이 되는 경찰의 눈 밖에 나기 싫으니 눈치를 보는 거죠.

기자 의료 저널리즘 문제에 대해 말하자면, 후생노동성의 기자클
럽(후생노동기자회)에 모여 있는 기자들도 관료가 만든 보도자
료를 그대로 보도하는 것이 일이에요. 이상한 점을 발견하고
후생노동성 관료에게 따져 묻는 취재는 일단 하지 않습니다.

의사 사건 보도든 뭐든 제대로 취재하라는 말이죠. 예를 들어 고령

자의 자동차 사고가 종종 보도되는데, 직전에 두 번이나 신호를 무시한 경우는 의식장애가 발생했을 가능성이 높습니다. 그런데 '의식장애가 일어나지 않았나', '그 원인이 되는 약을 먹지 않았나'와 같은 것을 기자들은 전혀 조사하지 않아요. 결국 나이 탓으로 정리해버리죠. 그렇다면 고령의 운전자는 그 외에도 많으니까 사고가 더 많이 일어나지 않는다면 이상한 거예요.

기자 자동차로 고속도로를 역주행하거나 브레이크와 액셀을 잘못 밟아서 가게로 돌진하는 경우도 약의 영향일 가능성이 있겠네요.

의사 저는 그렇다고 생각합니다. 약을 탓하지 않는 것은 제약회사의 눈치를 보는 것인지, 아니면 기자들의 상상력과 지식 부족인지는 모르겠지만, 모든 것을 나이 탓으로 돌리는 식으로 사고 정지에 빠져서는 안 된다고 생각합니다.

기자 종이 신문은 특히 내리막길로 들어서 구독자도 줄어들고 광고도 들어오지 않아요. 취재비와 직원도 줄어서 '정보를 그대로 보도할 수밖에 없다'라는, 어쩔 수 없는 상황에 빠진 측면도 있어요.

그렇다고 해도 저널리즘에 대해 책임감을 가져야 해요. 다각적으로 다양한 가능성을 취재하고 근거 있는 판단력으로 눈치 보지 않고 핵심을 파고드는 기사를 써야 합니다.

의사 코로나19 덕분에 전문가나 언론을 의심하는 사람이 조금씩 늘고 있어요. 의사는 믿을 수 없다고 말하는 사람이 늘어난 것이 기회라고 생각합니다. 그도 그럴 것이 의사가 말하는 대로 코로나19 자가격리를 이어온 사람들이 오히려 제대로 걷지 못하게 되었으니까요.

기자 와다 선생님이 환자에게 메시지를 전한다면 '의사가 하는 말을 그대로 받아들이지 말라'가 첫 번째겠죠.

의사 네, 그렇습니다.

기자 사람을 만나고 취미나 일을 계속하는 것이 굉장히 중요하죠.

의사 한 가지 확실하게 말할 수 있는 게 있어요. 일본인의 장수 비결은 약과 의료 덕분이라고 생각하는데, 제가 보기에는 영양과 라이프스타일의 개선이 더 큰 요인인 것 같습니다.

기자 결핵이 줄어든 것도 모두 페니실린, 스트렙토마이신 등의 항생제가 나왔기 때문이라고 생각하지만, 시간 순서대로 보면 약이 등장하기 전에 먼저 사망자가 줄어들기 시작했습니다.

의사 그렇습니다. 뇌졸중도 예전에는 혈관이 터지는 뇌출혈이 많았지만, 이제는 뇌졸중 전체의 20% 정도까지 줄어서 지금은 뇌의 혈관이 막히는 뇌경색이 50%를 차지합니다. 뇌출혈이 이 정도까지 줄어든 이유는 영양 상태가 좋아져 혈관이 잘 터지지 않게 되어서라고 생각합니다.

기자 콜레스테롤도 혈관을 만드는 재료인 거죠.

의사 그렇습니다. 그래서 콜레스테롤을 쉽게 낮춰서는 안 됩니다.

기자 한 가지 더 말하자면, 특히 고령자 중에는 약을 맹신하는 사람이 많아요. 약을 전혀 의심하지 않고 무조건 먹지 않으면 직성이 풀리지 않는 거예요.

의사 정말 신기하다고 생각한 건, 굉장히 중요한 것처럼 10종류의 약을 계속 먹는 사람이 머리가 아픈데도 두통약은 몸에 좋지 않다고 먹지 않는 거예요.

기자 굉장히 편향된 사고네요.

의사 혈압약은 무조건 몸에 좋은 약이라고 믿으면서 몇 년 동안 계속 먹겠죠. 그런데 두통약은 어쩌다 한 번 먹거나, 몇 번 먹는다고 해도 단기간일 거예요. 감기약도 마찬가지로, 원래는 그런 증상을 완화하는 약이 훨씬 부작용이 적을 텐데 몸에 나쁜 약이라고 안 먹어요. 혈압을 낮추는 약은 몸에 좋은 거니까 오래 먹어도 된다고 생각하고요.

기자 혈압이 떨어지면 안심이라고 단순하게 생각하는지도 모르겠어요.

의사 혈압이 높으면 위험하다는 생각이 '각인'되어 버린 거죠. 진찰하다 보면 "선생님, 오늘은 혈압이 142였어요"라고 불안한 듯 말하는 환자가 있어요. 분명 뇌출혈로 많이 죽던 시기가 있었어요. 지금의 고령자 중에는 부모나 조부모, 친척 등이 뇌출혈로 죽었으니 혈압이 높으면 안 된다는 이미지가 뇌리에 깊이 박혀 있어요.

기자 142 정도라면 불안해할 필요는 없는 거죠.

의사 그런데 잘 조사해보면 1955~1964년에는 140이나 150인 사람이 뇌출혈이 생겼어요.

기자 조금 전에도 말했듯이 혈관이 약했기 때문이죠.

의사 그렇습니다. 1935~1944년 이전에 태어난 사람은 전쟁 중이나 직후에 어린 시절을 보냈으니 식량난으로 영양 상태가 굉장히 나빴어요.

기자 일본인의 평균수명이 남녀 모두 60세를 넘은 것은 1951년으로, 그때까지는 '50세 인생'이 당연했어요. 1971년에 남녀 평균수명 모두 70세를 넘어 지금은 '80세 인생', 아니 '100세 인생'이라는 말까지 나옵니다. 그만큼 상황이 격변했기 때문에 약에 대한 의식도 그에 따라 바뀌어야 해요.

약은 줄이고
삶의 질은 늘려주세요

의사 〈일본 무책임한 놈〉이라는 영화를 보면 다이라 히토시라는 주
    인공이 나옵니다. 1930년생의 지극히 평균적인 모습으로, 고
    졸이나 대졸로 회사원이 되어 골프를 치고, 긴자에 가서 술을
    마시는 모습이 그려집니다. 그런 사람들이 쇼와 말기(1980년
    대 말)에 하나둘 정년퇴직을 합니다. 그러면 당연히 방송국도
    '앞으로 노인은 농촌 사람보다 블루칼라, 화이트칼라가 더 많
    다'라는 사실을 깨달을 거예요. 하지만 쇼와 말기부터 30년
    이 더 지나도 심야 시간에는 젊은이들을 위한 방송뿐입니다.
    1930년 전후에 태어나 고도성장기를 살아온 사람들에게는

밤늦게까지 놀다가 자정이 넘어서 귀가하는 게 당연했습니다. 지금 젊은이보다 더 밤을 많이 새웠어요.

기자 그런 사람들을 위한 TV 프로그램이 적은 것 같네요.

의사 전혀 없어요. 밤에 볼 방송이 없어서 홈쇼핑을 보고 쓸데없이 돈만 쓰고 있어요.

기자 NHK는 한밤중에 자지 않는 고령자를 대상으로 라디오 방송을 해서 성공했잖아요.

의사 '라디오 심야편'이죠. 이게 성공했는데도 민영방송은 따라 하지 않아요. 적어도 일본의 대형 미디어는 고령자가 인구의 약 30%를 차지하는 시대임에도 불구하고 현재의 적극적인 소비자층이라고 생각하지 않아요. 이게 결정적이라고 생각합니다. 작년에 내 책이 잘 팔려서 출판사와 잡지 취재를 자주 했어요. 그런데 TV나 라디오 측으로부터 "와다 씨, 고령자 대상 정보방송을 하고 싶어요. 같이 해주세요"라는 말을 들은 적이 한 번도 없어요.

기자 나이가 들어도 약에 의존하지 않고 오래 건강하게 사는 라이프스타일을 주제로 방송을 만들면 관심을 가지는 시청자가 적지 않을 것 같아요. 그런데 그 반대로만 하고 있네요. 특히 아침 정보방송은 코로나19에 대한 불안만 부추겨 고령자를 집 안에 틀어박히게 만들었죠.

의사 더 나아가 제조업체도 고령자용 자동차나 TV를 만들 생각을 전혀 하지 않아요. 일본 기업의 사장이나 방송국 고위직이 고령자를 소비자로 보지 않는다는 뜻이죠.

그렇지만 고령자가 소비자가 되지 않으면 일본의 경기가 회복되지 않을 뿐만 아니라 고령자 본인도 행복해질 수 없어요. 내 책이 팔리고 나서야 이 사실을 깨달았어요. 고령자가 인색해서 돈을 안 쓰는 게 아니라 그들에게 매력적인 상품이 없어서 사지 않는 것뿐이에요.

그 증거로 호시노 리조트가 고령자용 고급 료칸의 서브스크립션(월정액 등의 정액제로 상품이나 서비스를 이용할 수 있는 시스템)을 선보이자마자 당일에 완판되었습니다. 일본의 경영자도, 의사도, 방송국도, 모두 제대로 생각하지 않아요. 그래서 고령자 문제가 해결되지 않는 거예요.

기자 고령자는 밖을 잘 돌아다니지 않는다, 집에서 뒹굴며 지낸다, 이런 이미지를 쭉 가지고 있는지도 몰라요. 하지만 70대는 활발하게 움직일 수 있는 마지막 연령대입니다. 그렇기 때문에 그 사람들이 더 건강해져서 즐겁게 돈을 쓰면 경제가 잘 돌아갑니다.

의사 《70세가 노화의 갈림길》이나 《80세의 벽》에서 가장 공감을 얻은 부분이 '나이가 들어도 면허는 반납하지 말라'는 주장이었으니까요. 70~80대가 직접 차를 운전해 교외에 있는 서점에 가서 내 책을 사거든요.

기자 고령자의 사고가 걱정이라면 70~80대도 안심하고 탈 수 있는 자동차를 개발하면 됩니다. 지금은 센서가 발달했으니까

브레이크와 액셀을 잘못 밟는 일이 절대 일어나지 않게 하거나 도로를 역주행하려고 해도 절대 불가능한 기술을 개발할 수 있지 않나요?

의사 주제와는 조금 다른 이야기이지만, 고령자에 대한 고정관념에서 벗어나지 않으면 약 문제도 해결되지 않아요. 그래서 정치가, 경영자, 의사, 방송국 사람들은 지적 수준을 높여야 합니다.

기자 고령자들이 흔히 TV만 본다고 해요. 저도 그렇지만, 중장년 이하는 TV보다 인터넷 영상을 더 자주 보거든요. 또 트위터 같은 SNS를 잘 사용하면 TV가 주는 정보는 편향되어 있다는 것을 알 텐데, 그게 불가능한 고령자는 TV의 정보를 그대로 받아들이기 쉽습니다.

의사 그래도 여러 사람에게 이야기를 들어보니 아들이나 딸이 넷플릭스를 신청해주자마자 그것만 본다고 해요.

기자 고령자라고 해서 꼭 와이드쇼를 좋아한다고는 할 수 없어요. 넷플릭스가 훨씬 재밌다는 거죠. 자, 넷플릭스를 신청하면 부모님도 기뻐합니다.

의사 맞아요. 효도가 됩니다.

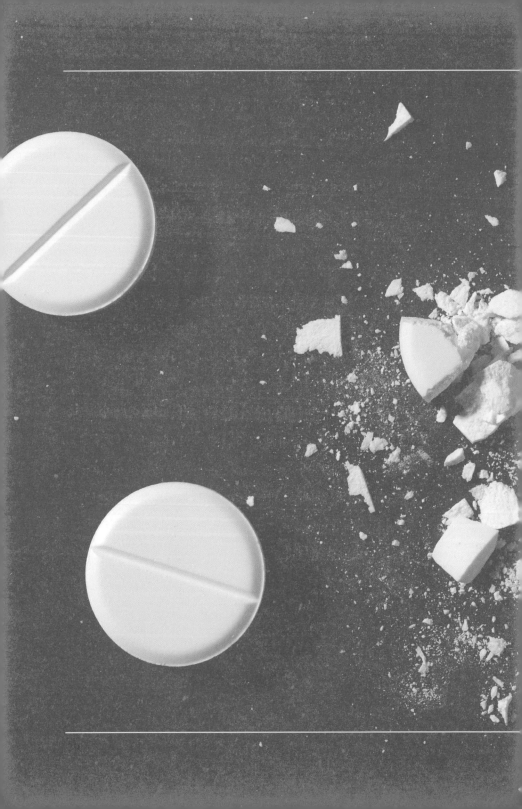

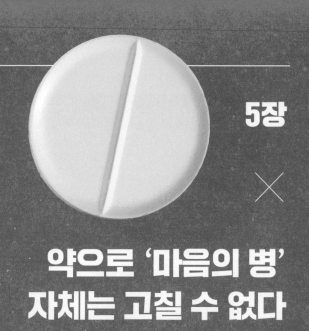

5장

약으로 '마음의 병'
자체는 고칠 수 없다

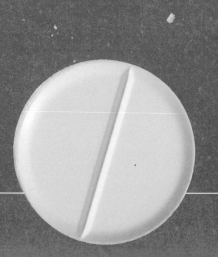

정신장애를 가진 사람이 자택에서 살 수 있도록 의료팀이 적극적으로 지역 안으로 들어와 그 사람의 생활을 지원해주는 시스템이 있다. 바로 적극적 지역사회 치료(ACT, Assertive Community Treatment)이다. 정신과 의사인 다카기 슌스케 선생님은 교토에서 일본 최초로 민간 ACT를 설립했다. 조현병 환자도 케어 방식을 바꾸면 약을 줄일 수 있다고 한다. 정신과 약을 어떻게 봐야 할까? 약 복용법에 대해 날카로운 비판의 시선을 가진 다카기 선생님의 이야기를 들어봤다.

기자 : 도리다마리 도루
의사 : 다카기 슌스케

우울증에 대한
인식을 바꿔야 합니다

기자   선생님은 정신의료 개혁운동을 해오셨죠? 정신과 약 문제를
이야기하려면 이 운동을 짚고 넘어가지 않을 수 없네요. 선생
님이 어떻게 관여해왔는지, 그 이야기부터 시작할까요?

의사   대학 시절에 '정신분열증'이라는 병명을 변경하는 운동을 했
어요. 믿지 않겠지만 병명 하나를 바꾸는 데 10년이 걸렸어
요. '정신분열증'이라는 말에는 인간의 정신이 조각난다는 이
미지가 있었어요. 참고로 '치매'도 '어리석다'는 뜻이잖아요.
굉장히 모욕적인 느낌이 들죠.

병명 변경 운동은 가족 모임에서 '질병 자체만으로도 세상의

편견 때문에 힘든데 이런 병명으로 불리면 주눅이 들어 더욱 힘들다. 학회에서 이름을 바꿔줄 수 없나?'라는 의견이 나온 것을 계기로 하게 되었어요. 그런데 일본정신신경학회가 일축해버렸죠. 유서 깊은 병명이니 학문적인 영역에 아마추어가 참견해서는 안 된다고요.

다만 정신과는 개혁운동이 가장 치열했기 때문에 일본정신신경학회도 지금보다 훨씬 민주적인 조직이었어요. 그래서 우리처럼 운동을 하는 사람도 이사나 평의원으로 들어갔어요. 저는 '사전동의'에 대한 연구를 하고 있었기 때문에 '앞으로 정보화시대가 되면 정신과 질병도 언론에서 다루어질 것이다. 그러니 세상 사람들에게 널리 받아들여지는 병명이어야 한다', '사회적인 이미지나 차별 문제뿐만 아니라 개방적인 토론을 하는 것이 의료에서도 중요하다'라고 생각했어요. 그래서 학회 내에 병명 변경을 위한 위원회를 조직해 논의를 시작했어요.

기자 당시에는 '정신분열증' 환자 본인에게 질병이나 치료에 대해 설명해도 알 리가 없다는 편견도 있었어요.

의사 우울증도 그래요. 1990년대에도 진단서에 '우울증'이라고 쓰이는 순간 회사에서 해고됐어요. 그래서 모두 '신경쇠약' 등으로 써서 눈속임을 한 거죠.

1990년대 중반쯤부터 언론에서 다루기 시작하면서 우울증에 대한 편견은 줄었어요. 다만 그 뒤에는 제약회사의 작위적인 움직임이 있었습니다. 그렇다고는 해도 우울증을 비롯한 정신질환에 대해 제대로 알려야 한다는 분위기가 생겼어요. 다만 '정신분열증'은 우리가 솔선해서 행동할 필요가 있었어요. 어쨌든 차별을 없애자는 명분을 내세워 정신의료 개혁운동을 하는 동료들을 끌어들였어요.

기자 차별을 없애자고 말하면 교수들도 반대하기 어려울 테니까요.

의사 반대는 안 했어요. 다만 제가 병명을 바꾸는 운동으로 차별을 없애려 한다고 동료들에게 비판받았어요.

그런 경험도 있어서 실천적인 일도 해야 한다고 생각했어요. 그래서 정신의료 개혁운동의 또 다른 중심축인 '지역에서 환자를 돕는' 운동을 열심히 했어요. 특히 오사카는 선진적인 지역으로 보건소의 케이스워커(caseworker, 사회복지 활동 전문가)가 정말 훌륭했어요. '편의점에서 밥을 살 수 있으면 어떤 사람도 지역사회에서 살 수 있다'라는 슬로건을 내걸고 도움이 필요할 때는 전화로 'SOS'를 요청하면 된다고 했죠. 밥만 잘 먹어준다면 밤에 잠을 조금 못 자도 괜찮지 않냐고 반문했어요.

기자 정신장애를 가지고 있어도 지역 안에서 살 수 있도록 지원하는 사람들이니 그렇게 말할 수 있는 거죠.

의사 오사카의 보건소 활동은 대단했어요. 정신장애인에 대한 대응은 보건소의 중요한 일 중 하나였기 때문에 정신보건복지사 자격을 가진 케이스워커가 환자의 집에 직접 방문했어요. 간호사가 이런 일을 하면 의료기관과 연계해서 의료화되기 쉽습니다. 하지만 오사카에서는 케이스워커가 방문했어요. 지역사회에서 함께 살 수 있게 하려는 의식이 강했습니다.

기자 케이스워커의 주된 일이 원래 사회생활이 어려운 사람을 복지로 연결해 지원하는 것이니까요.

의사 맞아요. 그리고 정신장애인의 퇴원촉진사업을 후생노동성이 2000년쯤에 시작했어요. 사실 이 사업의 모델이 오사카 보건소의 케이스워커가 자주적으로 시작한 퇴원촉진운동이거든요.

기자 코로나19가 유행하면서 보건소는 전화를 해대면서 확진자 등록을 하고 입원할 곳을 찾는 일에 쫓기게 됐어요. 원래 보건사나 케이스워커는 지역사회에서 정말 힘든 사람들을 발견해 복지와 의료로 연결하는 역할인데 말이에요.

의사 그런 사업을 할 수 있는 힘이 오사카에는 있었어요. 보통 의사가 보건소에 가면 대접을 받는데 제가 가면 "여기 방문해야 해서 바쁘니까, 선생님은 저기로 가주세요"라는 편지와 함께 자전거 열쇠가 놓여 있었어요. "병원에서 약을 받아오세요"라는 메모가 남겨져 있기도 하고요.

기자 잔심부름꾼 정도로 생각했군요.

의사 메스를 알코올램프로 소독해달라고 하길래 왜 하는지도 모른 채 소독해서 보건소로 가져가면 누워서 지내는 고령자가 있고 "선생님, 욕창을 제거해주세요"라는 지시가 내려옵니다. 그런 걸 보건소가 했어요. 지금은 절대 안 되는 일이죠. 그런 활동을 하고 있으니 역시 지역에 뿌리내린 활동이 재미 있다고 생각했어요. 하지만 교토의 지역 활동은 오사카만큼 활발하지 않았어요. 그래서 대학으로 돌아간 후에는 병동 진료, 학문, 병명 변경 운동에 집중했습니다. 또 대학에서 조수를 하면서 병명 변경에 성공했을 때는 학회의 이사가 되었는데, 그때 학자의 세계가 어떤지 점점 보이기 시작했습니다. 학회의 학자들은 정신의료 현장에서 무슨 일이 일어나든 아무 관심이 없어요. 그래도 일본정신신경학회는 민주적이라 우쓰노미야병원 사건*, 보안처분 문제* 등이 일어났을 때 제대로 위원회를 꾸려서 대응했어요. 그렇게 할 수 있었던 것도 정신의료 개혁운동을 하던 이사들이 있었기 때문입니다.

그런데 점점 일본정신과병원협회의 이사가 들어오면서 이익단체 대표 같은 움직임을 보이기 시작했어요. 그들과 학자들이 결탁하여 개혁운동을 하던 우리를 배제했어요. 원내에서 어떤 문제가 일어나도 병원 이사들은 대충 무마하려 했고, 학자들은 전혀 관심을 두지 않았어요. 그래서 저희도 학회에서 하고 싶은 일을 전혀 할 수 없게 되었어요.

기자 학회뿐만 아니라 대학도 변했죠.

의사 정신과는 민주적인 운영을 하고 있었지만, 2008년에 구제국대학(도쿄대학, 교토대학, 나고야대학, 도호쿠대학, 홋카이도대학, 오사카대학, 규슈대학)을 중심으로 대학원 중점화가 이루어지면서 의국이 유명무실해졌습니다. 상하 관계의 의국강좌제라면 연구의 능률이 오르지 않고 실적도 나오지 않으니 바꾸려고 한 것이었지만, 문부과학성의 본심은 의국강좌제 죽이기가 목적이었다고 생각됩니다. 그때까지는 제가 실질적인 인사를 담당했는데, 저를 비방하는 전단지가 돌기도 했어요. 그래서 정신병원 개혁운동도 했고, 병명도 변경됐으니 더 이상 대학에 남을 의미가 없다고 생각해서 의사를 그만둘까도 고민했어요. 2년 정도는 아르바이트만 하고 놀았어요.

기자 의사로서 아르바이트를 한 건가요?

의사 그렇죠. 의사는 일주일에 이틀만 하면 보통 이상으로 살 수 있으니까. 이러니까 의사로서 책임을 지지 않는다고 생각했어요. '임시적'인 상태로는 환자의 인생을 볼 수 없어요. 트위터에서 백신을 맞아야 한다고 강력하게 주장하는 의사들도 그렇습니다. 도대체 의사로서 얼마나 제대로 일하는지……. 그래서 저는 틈틈이 시간 날 때마다 사회학과 철학을 공부하려고 책을 많이 읽었어요. 원래 정신병리학이라는 것은 어느 정도 철학을 알지 못하면 하기 어려워요. 그게 지금 굉장히 도움이 됩니다.

기자 저도 코로나19 사태가 일어나고 인문학의 중요성을 새삼스럽게 느꼈습니다. 답이 없는 문제를 어떻게 해결할 것인가에 대해서 말입니다. 대상에서 멀리 떨어져 다각적인 시각을 가져야 하는데 전문가로 불리는 사람들은 그 점이 부족하죠.

의사 특히 이과 사람들은 세상의 일을 논리적으로 생각하지만, 도려낸 일부분밖에 보지 않아요. 저는 학창 시절에 미나마타병 피해자 지원 활동도 했고, 그 후에는 문화인류학 수업에 푹 빠져 있었어요.

정신병원에 직접 가보니 정신의료 개혁에 대해 말하던 의사가 엄청난 양의 약을 쓰고 있었어요. 많은 약으로 치료하는 것이 병원을 개방화하는 것이라고 믿은 거죠. 그러니까 부작용이 엄청났어요. 장폐색증이 자주 일어나고, 돌연사도 많았어요. 파킨슨 증상* 같은 것도 나오고 모두가 몸이 굳어 있었죠. 뭐라도 해야겠다고 생각해서 약에 대해 공부를 시작했어요.

　　　　　　○ ○ ○ ○ ○ ○

● **우쓰노미야병원 사건** : 1983년 일본 도치기현 소재 정신과병원인 우쓰노미야병원에서 간호직원들의 폭행으로 입원 환자 2명이 사망한 사건이다. 폐쇄병동의 폐쇄성이 문제가 되어 정신장애인의 인권 보호와 병원의 개방화가 논의되는 계기가 되었다.

● **보안처분 문제** : 범죄를 일으킬 위험이 있는 자에 대해 형벌과는 별도로 감금하거나 교육이나 치료 등의 처분을 내리는 것이다. 중죄를 일으킨 정신장애인에 대해 법률로 감시나 치료 등의 보안처분을 내려야 하는지에 대한 논의가 반복되고 있다.

● **파킨슨 증상** : 약 때문에 파킨슨병과 같은 증상이 나타나는 것으로, 약물 유발성 파킨슨증이라고 부른다. 동작이 느려지고, 손이 떨리고, 방향 전환이 어렵고, 뛰다가 멈추기 어렵고, 표정이 적어지고, 휘청거리는 증상이 나타난다. 약 때문에 신경전달물질인 도파민의 작용이 약해진 것이 원인으로 알려져 있다.

모든 병을 약으로 고치려는
인식이 문제입니다

기자 ACT-K(교토)는 어떻게 시작하셨나요?

의사 ACT(적극적 지역사회 치료 모델)는 2002년에 후생노동성이 정
신의료 개혁의 비전으로 말한 거예요. 정신의료를 지역화하
려면 ACT처럼 지역에서 지원하는 시스템이 필요하다고 말
이죠. 그래서 미국에서 실천한 것을 모델로 삼아 일본의 시범
사업으로 ACT-J를 만들겠다고 장담했어요. 당시에 제가 아
르바이트하던 병원 원장이 정신의료 개혁을 해오던 사람이
었는데, 진료소를 만들어 지역의료의 선두에 서려고 했어요.
그걸 계기로 알았어요.

후생노동성은 정신의료를 지역화해야 한다고 생각했어요. 정신장애인을 병원에 계속 수용하는 것은 인권침해라고 해외에서도 비난을 받았거든요. 그래서 선배들이 "ACT에 대해 알아? 앞으로는 정신의료를 지역화하지 않으면 안 돼. 그러니까 네가 해라"라고 한 거죠. 처음에는 어떻게 해야 할지 몰랐어요.

당시에 후생노동성이 ACT를 실천하는 미국인을 불러 학습회와 강연회를 열었는데, 거기에 참가했어요. 그리고 '이거라면 할 수 있겠다'고 생각하게 되었죠.

ACT에 관심을 가진 교토의 케이스워커와 '한번 해보자'고 한겁니다. 마침 그때 지역 재택의료의 필요성이 제기되었고, 의료계 잡지에 재택의료를 하는 내과 특집도 실렸어요. 그런 사람들에게 경영이 가능한 방법을 배우고, 방문간호제도도 공부했어요. 2007년에는 재택의료에 진료수가가 적절하게 책정되는 제도가 생겨 경영의 어려움도 덜 수 있게 되었습니다. 우리는 2004년부터 시작했어요. 왕진과 정신요법 비용밖에 들어오지 않았기 때문에 초기에는 필사적으로 왕진을 했어요. 환자가 의료기관에 가지 않아 가족과 지역이 곤란한 경우가 많았어요. 저는 왕진이 필요한 환자들이 많다는 것을 알고 있었기 때문에 자전거로 교토 내 보건소를 방문하여 "정신과 방문진료를 하니까 잘 부탁드려요" 하고 말했습니다. 또 가족 모임에서 이런 걸 한다고 강연하면 환자 가족들도 기대했죠.

아들이 병원에 가지 않는다, 약을 먹지 않는다, 자주 입원해야 한다……. 그런데도 진료소와 병원은 문제를 해결해주지 않아요. 정신장애인의 가족은 이런 고민이 굉장히 많습니다. 처음에는 방문간호 스테이션(이용자의 주치의 소속 기관을 불문하고 방문간호지시서 교부를 통해 서비스를 제공하는 지역에 열린 독립 사업소)도 포함해서 5명으로 시작했습니다. 모두 월급이 병원보다 적었지만 열정이 있었어요. 그리고 머지않아 우리도 먹고살 만한 진료수가를 받게 되었습니다. 하지만 방문간호 스테이션과 클리닉(진료소)만으로는 생활 지원이 어려워 대학에서 케이스워커를 가르치는 선생님들에게 부탁해서 학생들이 자원봉사자로 파견되기 시작했어요.

기자 학생들은 어떤 일을 했나요?

의사 환자의 생활 지원입니다. 밤에 집에 같이 묵으면서 편의점에 함께 가거나 옆에서 지켜봐요. 환자의 증상이 악화되면 환자의 반려견 산책을 시키기도 했죠. 그랬더니 그 학생들 중에 졸업 후에 케이스워커 자격을 취득하여 여기에 취직한 학생이 4~5명 정도 있었어요.

기자 실제로 ACT를 해보고 반응 같은 것을 느끼시나요?

의사 자신을 환자가 아니라 생활인으로 봐주고, 생활·인생 지원 중심이라는 것이 중증인 사람에게도 전해지는 것 같아요. 우리 직원들은 전부 그런 의식을 가지고 있기 때문에 병에 대한 이야기는 거의 하지 않아요.

기자 그럼 어떤 이야기를 하나요?

의사 이 사람이 지금 무엇을 고민하고 무엇 때문에 좌절하는지에 대해 이야기하죠. 물론 병을 어떻게 치료할지도 이야기하지만, 그것이 많은 부분을 차지하지는 않습니다. '조현병' 진단을 받은 사람일수록 의료 지원보다 생활 지원이 효과적입니다.

기자 조현병의 전형적인 증상으로는, 망상, 환각이라든지 작위체험*이 많잖아요. 그래서 사회와 대립하거나 생활에 어려움이 있을 것 같은데요?

의사 반대예요. 우리도 똑같은데, 바깥 세계를 보는 눈이라는 것은 정신분석에서 말하면 망상성이거든요. 사람은 사람을 보고 사귀는 게 아니에요. 본인의 내적 대상이라고 할까, 자기 안에서 마음대로 만들어낸 상대에 대한 이미지, 예를 들어 아버지상이나 어머니상 같은 것에 맞춰놓고 사귀는 거예요.

기자 개인의 환상으로 바꿔 말해도 될까요?

의사 사실은 개인의 환상 속 세계이지만, 서로 잘 타협하면서 사는 것이 인간관계입니다. 질병으로 환각과 망상을 가진 사람도 기본적으로는 동일합니다. 자신의 환각과 망상 속에서 살지만, 외부 사람과 타협하려고 합니다. 하지만 실제로는 현실 세계에서 타협이 되지 않아요. 이런 타협의 실패와 그로 인한 스트레스가 환각과 망상을 더 심하게 만듭니다. 그래서 타협이 더 어려워져요. 이런 상황은 특히 부모와 자식 사이에서 현저하게 나타납니다.

기자 현대사회에서는 조현병(과거에는 '정신분열증'으로 불렸다) 기질이 질병으로 불리지만, 역사적으로 보면 사회 안에서 일정한 역할을 가진 사람들이 이러한 기질을 가지고 있었다고 어디선가 읽은 기억이 납니다.

의사 수렵사회였다면 멀리서 오는 위험을 민감하게 감지하는 사람들이었을지도 모릅니다.

기자 3세기 정도였다면 하늘의 계시를 전하는 샤먼의 역할을 했겠죠.

의사 초자연의 신의 목소리를 전하는 사람이기도 하고요. 그런 사람들이 공동체 안에서 존중받는다면 인간관계에서도 타협이 가능해요. 환각이나 망상이 피해를 주지 않는 한 허용됩니다.

기자 그런데 메이지시대가 되어 서양의 개념이 들어오면서 사회에서 '방치해서는 안 되는 사람들'이 되어버린 측면이 있어요.

의사 '저건 병이다', '우리와는 다르다', 그래서 '병이니까 약으로 고치자'가 된 거죠. 사실은 약으로 고쳐지지 않지만, 약으로 증상을 억제해서 원래의 세계로 다시 데려오려고 합니다. 그런데 원래 세계에는 가족관계를 비롯해 그 사람을 질병으로 몰아간 다양한 요인이 도처에 산재하니까 다시 나빠집니다. 그러면 이 사람의 뇌 안에서 병이 진행된다고 간주되어 약이 더 늘어나요. 악순환이죠.

기자 치료가 아니라 생활 지원으로 전환하면 약의 사용법이 달라지나요?

의사 바뀌고, 또 점점 줄일 수 있어요. 항정신병약은 절대 환각이나 망상을 없애는 약이 아니에요. 감정의 동요를 억제하는 안정제입니다. 그래서 그 사람이 자신에게 일어난 문제에 대처할 수 있거나 그 사람 혼자서는 할 수 없어도 우리가 같이 해결할 수 있다면 약은 필요 없어요.

기자 구체적으로 어떤 지원을 하나요?

의사 예를 들어 부모에게 정신장애가 있는 아이들은 관리해야 하는 존재가 되기 쉽습니다. 어엿한 어른인데 용돈도 전부 부모가 관리해요. 돈을 주면 다 써버리거나 무슨 일을 벌일지 모른다고 생각하니까요.

그런데 본인들은 편의점에 가서 직접 무언가를 사고 싶고, 슬롯머신도 하고 싶고, 유흥도 즐기고 싶다고 생각해요. 하지만 부모님에게 돈이 필요하다고 말하면 무조건 안 된다고 해요. 그렇게 고민하다가 부모에 대한 공격으로 이어지기도 합니다. 이렇게 공격하면 감정이 격해져서 '넌 진짜 부모가 아니야'라는 환각과 망상이 나타납니다.

우리가 방문하면 집 안에서 같이 이야기를 나눕니다. 또는 조금 더 나아가 부모와의 관계에서 어려운 점이나 고민을 물어보고 양쪽이 안심할 수 있도록 돕습니다. 그래서 본인도 함께 용돈 주는 법부터 같이 생각합니다.

기자 그런 고민을 잘 해결하지 않으면 환각이나 망상이 악화되기도 하죠.

의사 그런 관계라면 부모가 약의 관리자가 되어버리기 때문에 본인은 약이 더 먹기 싫어집니다. 그래서 부모가 아이를 미워하게 되는 경우도 있어요. 또 약에는 부작용이 있으니 본인은 끊고 싶다고 생각해요. 하지만 약을 끊고 싶다고 생각하는 것 자체가 병 때문이라고 여기죠.

기자 그렇게 또 약이 추가되는군요.

○ ○ ○ ○ ○ ○

● **작위체험** : 자신의 행동이나 생각이 내 것이 아니라 남에 의해 조작되고 있다고 느끼는 것이다.

정신과 약은
신체적인 부작용을 동반합니다

기자 환자들이 다카기 선생님에게 오기 전까지 몇 종류의 약을 몇 알 정도 먹었나요?

의사 사람에 따라 제각각이지만, 아침·점심·저녁 식후와 자기 전, 하루에 4회, 1회에 10알 이상 먹는 경우가 굉장히 흔해요.

기자 1회에 10알이나요? 조현병 환자는 주로 어떤 약을 먹나요?

의사 항정신병약이라고 불리는 약입니다. 자이프렉사(올란자핀), 쎄로켈(쿠에티아핀푸마르산염), 리스페달(리스페리돈), 인베가(팔리페리돈)와 같은 새로운 유형의 항정신병약(비정형 항정신병약)이 주로 처방됩니다. 전부 도파민을 억제한다고 하지만,

조현병에 정말 효과가 있는지는 증명되지 않았습니다.

기자 그렇다면 먹어도 별 효과가 없다는 건가요?

의사 먹으면 평온해지기는 해요. 하지만 다른 사람들이 보기에 그런 것이지 본인은 힘들어지고 있는지도 몰라요. 예전의 항정신병약(정형 항정신병약)은 파킨슨 증상이나 지연성 운동이상증* 등의 부작용이 컸어요. 그래서 제약회사가 부작용이 적은 새로운 유형의 약으로 비정형 항정신병약을 내놓았죠. 잘 든다고 광고하지만 실제로는 딱히 다르지 않습니다. 더구나 약값도 비싸요.

기자 광고 문구처럼 부작용은 적나요?

의사 부작용의 종류가 달라요. 새로운 약은 살이 찌거나 당뇨병에 걸리기 쉬운 등의 내분비계 부작용이 많습니다. 위험성은 없다고 하지만, 장기적인 부작용이 밝혀지지 않았을 뿐 순환기계 부작용이 있을 가능성이 있어요. 영국에서는 2010년쯤부터 항정신병약이 나온 후 50년을 반성해야 한다는 말이 나오고 있어요. 비정형 항정신병약의 효과는 비용에 걸맞지 않다는 의견도 나오고 있고요. 이런 이야기를 일본에서는 절대 하지 않죠. 예전 항정신병약이 특정 사람에게는 효과가 있을 수 있지만, 오래된 항정신병약은 좋지 않다고 여겨지기 때문에 젊은 정신과 의사들은 전혀 들으려고 하지 않아요.

기자 정형 항정신병약의 부작용으로 나타나는 파킨슨 증상이나 지연성 운동이상증은 약의 양을 줄이면 증상이 가라앉나요?

의사 파킨슨 증상은 약의 양을 줄이면 가라앉지만, 지연성 운동이
상증은 낫지 않기도 해요. 그런데 새로운 항정신병약도 파킨
슨 증상 같은 신경계 부작용이 많이 나타나거든요. 그렇지만
예전 약처럼 확실하게 나타나는 것이 아니라서 요즘 젊은 의
사들은 신경계 부작용을 알아채지 못해요. 그래서 새로운 항
정신병약이 좋다고 믿어버립니다. 치료비도 점점 올라가고요.

○ ○ ○ ○ ○ ○

● **운동이상증(dyskinesia)** : 자신의 의사와 관계없이 신체의 일부가 불규칙적으로
이상한 움직임을 보이는 현상이다.

약 때문에 살이 찌면
결과적으로 수명이 단축됩니다

기자 결국 임상시험을 한다 해도 무엇을 최종 평가 항목으로 정하
는지가 굉장히 중요합니다. 사실은 조현병이 낫거나 일상생
활이 가능해지는 것을 최종 목표로 삼아야 하는데, 현실에서
는 '정신 증상이 진정되었다'와 같은 단기간의 효과밖에 없지
않나요?

의사 맞습니다. 잠을 잘 수 있게 되었다는 정도죠. 하지만 항정신
병약은 예전 것이나 새로운 것이나 전부 심하게 졸리는 부작
용이 있습니다. 그것이 수면장애가 개선되었다는 긍정적인
평가가 되어버려요.

기자 무엇을 위해 약을 먹는지 진지하게 생각해야 해요. 조현병 환자에게 가장 중요한 것은 사회생활을 하는 것 아닌가요?

의사 그렇습니다. 정신의료의 최종 목표는 사회 적응입니다. 약을 먹고 환각이나 망상이 개선되었다고 해도 사회에 적응하는 것은 또 다른 문제이니까요.

기자 더 자세히 말하자면, 살이 찌는 부작용으로 수명이 단축될 가능성도 있으니 최종적으로 총사망률이 어떻게 되는지도 지켜봐야 합니다.

의사 제약회사는 약을 꾸준히 복용해야 재발이 적다고 강조합니다. 임상시험 결과를 보면 반년을 복용한 사람이 3배 정도 재발 위험이 적다는 데이터가 있습니다. 하지만 반년을 꾸준히 복용하지 않은 사람 중에는 부작용이 커서 끊은 사람 또는 금단 증상이 심한 사람이 포함되어 있습니다. 그러니까 약을 끊은 사람이 재발률이 높은 건 당연하겠죠.
게다가 원래 데이터를 다시 보면 2년 이상 지나면 제대로 약을 먹고 있는 사람도 점점 재발하기 시작합니다. 한편 먹지 않는 사람은 그대로 재발하지 않습니다. 그러면 결국 그렇게 차이가 없어요.

기자 정신과 약뿐만 아니라 임상시험 데이터의 유리한 부분만 이용해서 효과가 큰 것처럼 보이게 하는 경우가 많아요. 그러니까 효과가 있다는 근거를 그대로 받아들이는 것은 좋지 않아요.

의사 애초에 환자에게는 근거가 별 상관이 없습니다. 그 약이 그 사람에게 도움되는지 아닌지가 중요할 뿐이죠.

기자 다카기 선생님은 항정신병약에 비판적이신데, 환자에게 처방하기도 하나요?

의사 일단 진정시켜야 하는 경우는 처방하기도 합니다. 하지만 되도록 빨리 줄이려고 합니다.

기자 정신과 전체적으로는 조현병 약을 줄이는 방향으로 가고 있나요?

의사 줄이려고 노력하는 의사도 당연히 있습니다. 하지만 그런 의사도 약이 병을 고친다는 전제를 믿는 경우, 증상이 좋아지지 않으면 줄이려고 하지 않아요. 저는 약으로는 질병 자체를 고칠 수 없다고 생각합니다. 그래서 설령 증상이 나빠져도 약을 줄이려고 합니다. 실제로 줄여보면 부작용이 줄어들고 의식도 또렷해집니다. 병이 있어도 인간관계가 좋아지고 함께 생각할 수 있게 됩니다. 그러면 그 사람이 받는 스트레스를 더 잘 이해할 수 있고 병세도 그 사람이 살아가기 위한 징후로 파악할 수 있습니다. 이렇게 치료하는 의사는 많지 않겠죠.

기자 증상이 악화되면 그 사람의 인간관계 속에서 원인이 어디에 있는지 생각해야 한다는 거죠.

의사 현실의 생활 속에 문제가 있을 거예요. 그래서 약을 늘리기 전에 그 사람의 문제를 제거해야 해요. 그럴 수 있다면 약을 늘리지 않아도 도울 수 있어요. 이런 건 우리가 매일 경험하는 일인데, 안타깝게도 보통 병원의 의사들은 그런 관점으로 생각하지 않아요. 증상이 나빠지고 있다고만 생각하니 약을 늘릴 수밖에 없는 거죠.

기자 모리타 선생님도 말했어요. 환자의 삶의 터전 안으로 들어가면 외래 진료에서는 얻을 수 없는 정보가 엄청나게 많다고.

의사 물론이에요. 계속 집에 틀어박혀서 누워만 있고 씻지도 않고 면도도 안 해요. 발가벗은 채 가족과 이야기도 안 합니다. 환각과 망상으로 혼잣말을 합니다. 그런 사람을 억지로 병원에 데리고 왔다고 하면, 옷도 제대로 안 입고 혼잣말을 하고 수염도 덥수룩하니까 약이 필요하다고 생각하겠죠. 하지만 먹으라고 해도 안 먹어요. 그래서 일단 보호실에 넣어 억지로 주사하고, 그래도 날뛰니까 결박하죠. 약이 퍼지면서 얌전해지면 옷을 입힐 수 있게 됩니다. 하지만 불신감이 점점 커져서 누구와도 소통이 불가능한 사람이 되죠.

하지만 우리는 그런 사람들의 집에 가는 거예요. 아무리 말을 걸어봐도 반응이 없고 몇 개월을 다녀도 상태가 좋아지지 않아요. 어느 날 어떻게 해야 할지 고민하면서 방에 들어갔는데 구석에서 지금까지 보지 못했던 오래된 프로레슬링 책을 발견했어요. 그래서 매달 프로레슬링 잡지를 사서 머리맡에 살짝 두고 왔어요.

처음에는 아무런 반응도 없었어요. 프로레슬링에 대해 잘 아는 직원이 가서 잡지를 보면서 "너무 안 읽어주는 거 아니야?" 하고 혼자 프로레슬링에 대해 주절주절 늘어놓다가 옵니다. 이걸 반년 정도 계속하면 어느 순간 잡지를 봅니다. 거기서부터 관계가 시작됩니다.

기자 그분은 커뮤니케이션이 가능해졌나요?

의사 지금은 스스로 나가서 사람들과 농담도 하고 웃으며 대화합니다. 옷도 제대로 입고, 약도 스스로 먹습니다. 이렇게 되기까지 10년이 걸렸어요. 하지만 시작은 이런 느낌입니다. 이런 이야기가 우리 현장에는 정말 많아요.

약을 먹더라도
인간관계 구축이 중요합니다

기자 그런 환자는 행복하겠어요. 하지만 많은 환자들이 자신의 삶의 터전이 아닌 병원이나 클리닉에 다니면서 약을 처방받습니다.

의사 그런 곳에서는 모든 것을 '질병'으로 도려냅니다. 그렇지만 우리도 2, 3일 정도 마시지도, 먹지도 않고 계속 어두운 방에 갇혀 있으면 환각이나 망상이 바로 생길 거예요. 역시 당사자 입장의 정보가 더 주어지지 않으면 안 된다고 생각해요. 지금도 정신병이라고 하면 정신병원에 들어가야 할 정도로 이상한 사람들이라는 이미지가 있어요. 그리고 이걸 고칠 수 있는 건 약뿐이라고 믿어요. 하지만 실제로 정신병원에 가보면 알겠지만, 약을 대량으로 먹는 사람이 환각, 망상에 사로잡혀 알 수 없는 말을 합니다. 그런데 그런 약이 환각, 망상에 효과가 있다고 해요. 모순이죠.

기자 그런 약을 처방하는 의사는 의문을 가지지 않나요?

의사 의료인의 인지 왜곡입니다.

기자 대부분 의사에게 가면 약이 늘어날 가능성이 높은 것 같아요. 그렇다면 자신의 아이가 환각, 망상 등의 증상에 시달리면 어떻게 해야 할까요?

의사 지푸라기라도 잡고 싶은 마음으로 상담하러 가는 곳이 정신병원이나 보건소입니다. 의사나 케이스워커가 집까지 찾아가면 좋겠지만, 대부분 '여기로 데려오지 않으면 진료할 수가 없어요'라고 단번에 거절하죠. 보건소이든 병원이든 가족이 어떻게 대응하면 본인이 마음을 열어줄지 같이 생각해야 하는데, 일단 약부터 줍니다. 약을 먹지 않으면 아무것도 안 된다고 하니까 부모는 절망적인 마음이 듭니다. 이런 방식이 잘 될 리가 없어요.

기자 현실적으로 어렵죠.

의사 그래서 저는 무조건 부모가 '고마워', '미안해'라고 말할 수 있는 상황을 많이 만들라고 합니다. 인간에게는 차별하려는 마음이 있기 때문에 아무래도 정신장애인을 얕보게 됩니다. 부모조차 아이를 무시해요. 그래서 뭐든 좋으니 착한 일을 했을 때는 '고마워', 자신이 화를 냈다면 '미안해'라고 말하라고 부모에게 이야기합니다.

기자 평소에 실천하는 것이 중요하군요.

의사 그렇게 계속하다 보면 차츰 나아집니다. 모든 것을 질병으로 보고 약으로 고쳐서 제거해야 한다는 믿음이 문제를 더욱 악화시킵니다.

기자 병원에 가면 약을 많이 처방받는데, 본인이 먹고 싶지 않다고 말하면 그걸 인정해줘야 할까요?

의사 때로는 그런 것도 필요합니다. 마침 그런 환자가 있어요. "이 약은 끊었다. 전부 끊을 수 있다고 약속하지 않으면 다른 약도 먹지 않겠다"라고 하더라고요. 그래서 "당신이 스스로 1알 줄였다는 건 인정한다. 그런 실험이라 생각하고 해보자"라고 말하고 상태를 지켜보고 있습니다.

기자 본인이 상태가 안 좋다고 느끼면 역시 다시 먹으려고 하겠죠.

의사 그렇게 생각해주길 바라고 있습니다.

기자 역시 환자의 생각을 받아들이고 인정하는 게 중요하군요.

의사 하지만 꽤 어려워요. 대부분의 사람들이 '정신병에 걸리면 인생 끝이다'라고 생각하는 현실에서, 정신병을 앓는 자신을 인정하는 사람은 일단 없어요. 그렇기 때문에 현재 자신이 병에 걸려 있다는 자각이 없는 것을 당연하게 생각해야 합니다. 의사는 그러한 자각이 없으면 약을 먹지 않는다고 하지만, 고혈압인 사람이 자신이 확실하게 고혈압이라는 것을 자각해서 약을 먹는 건 아니죠. 그냥 의사 선생님이 그렇게 진단하고 처방해주니까 어쩔 수 없이 먹는 거예요. 우리 환자들도 마찬가지예요.

기자 약을 먹이려고 해도 인간관계가 중요하다는 거군요.

우울증 약은 제약회사의
마케팅이 만들어낸 상품입니다

기자　다카기 선생님은 우울증 환자도 보시나요?

의사　지금의 클리닉에서는 진료하지 않지만, 다른 곳에서는 봤어
요. 우울증은 스스로 나아야겠다는 생각으로 스스로 병원을
찾아오지 않으면 치료할 기회를 놓친다고 생각합니다. 우리
처럼 집을 방문해서 생활 지원을 하면 환자의 의욕을 꺾을 수
있어요.

기자　우울증으로 치료받는 환자는 대부분 항우울제를 먹는 것 같
아요. 선생님은 항우울제에 대해 어떻게 생각하세요?

의사　지금 우울증이라고 불리는 것은 제가 정신과 의사가 되었을

때쯤에 우울증이라고 하던 것과 완전히 달라요.

제가 배운 우울증은 신체적 증상을 동반한 '내인성 우울증'으로 특정 성격의 사람에게 특정한 상황에서 중년 이후가 되어 발병합니다. 증상 자체는 심하지만 경과가 양호한 것이 당연한 질병이었습니다. 심각한 증상에도 항우울제의 효과가 좋았습니다.

기자 증상이 심하다는 것은 예를 들면 어떤 건가요?

의사 자살 기도와 엄청난 초조함입니다. 안절부절못하는 불안함이 생겨요.

기자 효과가 있던 약은 예전부터 있었던 삼환계 항우울제인가요?

의사 맞아요. 저는 삼환계가 가장 효과가 있다고 생각합니다. 지금 생각해보면, 우울증 자체에 효과가 있다기보다 삼환계 항우울제에 강력한 진정 효과가 있었던 거 같아요. 다만 입이 지나치게 마르는 부작용이 있습니다. 지금까지 많은 우울증 환자를 봤어요. 선생님 덕분에 나았다는 연하장이 아직도 많이 오고, 지금도 인사하러 오는 중년의 성실한 직장인도 있어요. 사실은 제가 고친 것이 아니라 약을 먹고 쉬니까 자연스럽게 나은 거예요.

기자 성실하니까 뭐든 심각하게 생각해서 쉽게 우울증에 걸리는 걸까요?

의사 맞아요. 그런 사람이니까 저도 확실히 믿어줍니다. 그렇게 되면 잘 낫죠. 복직을 위한 지도도 잘 따라요. 직장에서도 주로 신뢰가 두터운 사람이니 사회 복귀도 쉽고요.

그런데 사람들에게 이야기를 들어보면 젊은 시절에 3개월 정도 누워만 있던 시기가 있었다고 하는 거예요. 교과서에는 중년부터 생기는 질병이라고 되어 있는데, 아마 젊은 시절에 이미 우울증에 빠져 있었을 거예요. 그렇게 누워만 있는 것이 전형적인 증상이죠. 하지만 젊은 시절에 3~4개월에서 반년 정도의 슬럼프는 세상이 허용해줬어요.

기자 서두르지 않고 느긋한 시대였죠. 그게 '마음의 감기' 캠페인부터 바뀐 걸까요?

의사 '마음의 감기' 캠페인으로 이런 내인성 우울증을 가진 사람들이 젊은 시절에 처음 발병했을 때부터 의료화됩니다. 이렇게 되면 젊었을 때부터 '나는 우울증이다. 재발 위험성이 항상 있다'라고 생각하며 살게 되죠.

예전처럼 그냥 슬럼프라고 생각하면, 인생에는 이런저런 일이 있지만 주위의 도움으로 다시 일어섰으니 노력해야겠다고 마음을 바꾸고 신뢰받는 좋은 어른이 되기 위해 열심히 살게 됩니다. 그렇지만 젊은 시절부터 '나는 우울증이다'라고 각인된 사람은 그런 인생을 살 수 없어요. 재발을 반복하면서 일을 하기도 힘들어집니다.

기자 그리고 젊은 시절부터 의료기관에 다니면서 항우울제를 먹으면 끊기가 어려워요. 특히 현재 항우울제의 주류가 된 선택적 세로토닌 재흡수 억제제(SSRI)나 세로토닌-노르에피네프 의사 우울증이 재발하는 병이라는 말은 제약회사의 '마음의 감기' 캠페인 당시부터 들었습니다. 어렸을 때 조기에 발견해서 재발하지 않도록 계속 복용해야 한다고 떠들어댔어요. 실제로 우울증 진단을 받은 요즘 젊은 사람들은 계속 약을 먹습니다. 하지만 장기간에 걸쳐 약을 복용하면 작용이 바뀝니다. 수면제를 장기간 복용하면 수면 작용은 없어지지만 머리가 멍해지는 기명력의 저하 등이 남습니다. 뇌가 약에 맞춰져 약의 작용이 달라지는 게 아닐까 생각하지만, 이런 부분에 대한 연구는 아직 없습니다. 더 불행한 것은 SSRI, SNRI 자체에 심각한 금단 증상이 있다는 점이에요. 벤조디아제핀계 항불안제의 금단 증상이 사회문제가 되었기 때문에 SSRI를 항불안제로 사용할 때 제약회사는 '이 약은 금단 증상이 없다. 있어도 아주 약하다. 걱정하지 않아도 된다'라고 팝니다. 하지만 실제로는 금단 증상이 굉장히 심해요.

기자 구체적으로 어떤 증상인가요?

의사 심각한 두통이 생기거나 갑자기 우울증이 재발합니다. 기분 변화도 굉장히 심해집니다. 약을 중단했을 때 갑자기 우울해진다는 것은 굉장히 무서운 일이잖아요? 약 복용으로 정신적으로 더 불안정해질 수 있다고 생각합니다.

같은 약이라도 누구에게나 똑같은
효과가 나타나지는 않습니다

기자 금단 증상이 생기지 않을 만큼 일시적으로 먹는 건 괜찮을까요?

의사 우울증 치료는 일단 접어두고, 그 약을 먹고 진정되는 사람들에게는 좋을지 몰라요. 알코올도 마찬가지예요. 원래 신경질적인 성격인데 술을 마시면 느긋해지는 사람도 있어요.

기자 울어버리거나 화를 내는 사람도 있어요.

의사 엄청나게 기분이 나빠지는 사람도 있죠. 그러니까 그 사람의 뇌 구조에 따라 약에 대한 반응이 완전히 다릅니다. 우리가 생각하는 것 이상으로 인간의 뇌라는 것은 정말 제각각입니다. 그런데 항우울제를 포함해 항정신병약 전반의 사용법은 저마다 다양한 신경 기능을 완전히 무시합니다. 이런 건 알코올로 바꿔서 생각해보면 자명한 일인데 말이에요.

기자 모노아민 가설(monoamine hypothesis)이라고 하죠. 우울증은 신경전달물질인 세로토닌이나 노르아드레날린의 저하로 생긴다는 가설입니다. 조현병이라면 도파민이 과도하게 분비된다는 가설이고, 항우울제와 항정신병약은 이런 가설에 따라 만들어졌어요. 하지만 우울증과 조현병이 사실은 이렇게 단순한 것이 아니라 더 복잡한 생체반응으로 생기는 것이 아닐까 하는 것이군요.

의사 우리는 정신질환이 겉으로 표현된 것만 보거든요. 애초에 뇌 안에서 어떤 일이 일어나는지 알 수 없어요.

기자 같은 약을 먹어도 사람에 따라 다른 메커니즘으로 다른 일이 일어날 수 있어요.

의사 다른 메커니즘에서 같은 결과가 생기는 것도 가능하다고 생각합니다.

기자 그렇지만 제약회사가 약에 대해 설명할 때는 단순화하죠.

의사 하나의 경로만 보여주고 '그러니까 잘 들어요'라고 어필합니다.

기자 정신과 약을 두고, 제약회사는 이제까지 무엇을 한 거죠?

의사 정신과 약의 대부분은 원래 우연히 발견된 것입니다. 최초의 약은 1950년대부터 1960년대에 걸쳐 개발된 것으로, 제2차 세계대전 중에 만들어진 다양한 화합물을 실험해보다가 정신적인 영향을 미친다는 것을 우연히 발견했어요. 처음에 의학자나 제약회사는 굉장히 겸허했어요. 특히 정신과는 시장이 아니었기 때문에 그 약을 많이 팔려는 생각도 없었어요.

기자 시장이 아니라는 것은 정신과는 환자가 적기 때문에 돈이 되지 않는다는 의미인가요?

의사 그렇습니다. 치료하던 환자의 수가 그렇게 많지 않았어요. 당시에도 정신병원의 수는 많았지만, 약을 통한 치료가 중심이 되리라고는 아무도 생각하지 못했어요. 하지만 약이 개발되면서 그 당시의 표현으로 하자면 '환자를 다루기 쉬워졌다', 제 표현으로 하자면 '치료 관계를 맺기 쉬워졌다'라고 할 수 있어요. 그건 약의 공로가 컸죠.

그런데 1980년대에 제약회사의 대변혁이 있었어요. 약이 메가히트 상품이 된다는 것을 알게 된 것입니다. 그래서 제약회사가 점점 커졌어요. '이 병을 고치기 위해 이런 약을 만들자'가 아니라 '이 화합물은 어디에 쓸 수 있을까'라는 관점에서 연구를 시작해서 '이 약은 이 병에 쓸 수 있네'가 되면 가능한 많은 사람들에게 쓰기 위한 마케팅을 합니다. 그리고 잘되면 막대한 매출을 올릴 수 있다는 생각으로 변해갔어요.

또 1990년대부터 '뇌의 세기'라고 불리기 시작했어요. 원래 뇌 연구가 발전한 것은 가혹한 베트남 전쟁터에서 마음에 상처를 입은 참전 군인들에게 PTSD(외상 후 스트레스 장애)가 굉장히 많이 나타났기 때문입니다. 군을 통제하려면 인간의 정신을 어떻게 다루는지에 대한 연구가 필수였기 때문에 뇌의 영상 진단이 갑자기 발전했어요. 이 연구에는 거액의 자금이 투입되었지만 베트남전쟁이 끝나고 냉전이 종식되면서 연구 성과를 활용할 곳이 없어졌습니다. 그런데도 제약회사가 달려들었어요. 그 이후로 정신과 약에 대한 사고방식이 완전히 바뀌었어요.

기자 마케팅에 따라 약이 크게 히트를 치고 큰 이익을 올릴 수 있다는 사실을 알게 되면서, 이전까지는 질병에 효과가 있는 약을 찾으려고 했지만, 마케팅이 주도하는 약 개발로 바뀌었죠.

의사 마케팅에 가장 좋은 방법은 질병을 만들어내는 거예요. '질병 장사(disease mongering)'라고 하죠.

정신과 약 중에 가장 히트한 상품은 미국에서 1988년에 발매된 제약회사 일라이릴리의 항우울제 프로작(플루옥세틴)입니다. 이 약을 미국과 유럽에서 '사람을 행복하게 만드는 약'으로 팔았습니다. 또 자이프렉사(올란자핀)라는 약도 성공을 거뒀습니다. 이쯤부터 '정신과 약은 이렇게 해서 돈을 번다'라는 공식이 생겨났습니다. 그래서 다른 거대 제약회사도 한꺼번에 정신과 약에 뛰어들었어요.

기자 일본에서 성공한 건 프로작이 아니라 글락소스미스클라인의 팍실(파록세틴)이었죠.

의사 일라이릴리는 프로작으로 일본에 진출하려고 시장조사도 했지만, 일본에는 우울증이 적다고 판단하고 철수했습니다. 이 이야기는 이 회사의 홍보 담당자에게 직접 들었어요. 그런데

글락소스미스클라인은 정말 현명했어요. 영국에서 팍실을
판매할 때 '사회공포증'이라는 것을 내세웠어요. 불안장애 가
운데 작은 카테고리였던 사회공포증을 확산하기 위해 '인간
에 대한 알레르기'와 같은 광고를 만들었고 그것이 대박을 터
뜨렸습니다.

정신과 약은
치료제가 아닙니다

기자 제약회사가 마케팅을 잘하면 일본에서도 약이 팔릴 거라고
생각해서 '마음의 감기' 캠페인을 벌인 거네요.

의사 맞아요. 우울증은 감기와 마찬가지로 누구나 걸릴 수 있으니
정신과나 심료내과에 가는 것도, 약을 먹는 것도 부끄러운 일
이 아니라고 광고했습니다. 이런 마케팅 방법을 저는 1990년
대에 알았어요. 그런데 영국의 〈가디언〉에 이런 제약회사의
수법에 대한 비판이 실렸어요. 그러더니 얼마 뒤에 팍실이 일
본에 상륙했죠.

기자 정신과에 국한되지 않고 우리는 제약회사의 마케팅에 휘둘

려 약을 과도하게 쓰는 측면이 큽니다. 더 큰 문제는 지금의 의학계가 이런 제약회사의 마케팅에 얽히면서 그 비즈니스에 가담한 거예요.

의사 맞아요, 연루되어 있어요. 특히 정신과는 DSM*의 등장으로 의사의 진단학적 소양이 떨어졌기 때문에, 그 기회를 이용한 거죠. 조현병도 '이것이 진짜 조현병인지', '이런 증세에는 약보다 정신요법이 효과가 있는 것은 아닌지' 하는 논의가 거의 사라졌어요. '환각, 망상이 있다면 조현병' 같은 간편한 진단이 만연하게 되었습니다. DSM 때문입니다.

기자 프로이트를 꺼내면 옛날이야기를 한다고 생각할지 모르겠지만, 정신분석의 여명기에 쓰인 책을 읽으면 문학인지 철학인지 알 수 없는 논의를 해요.

의사 인간 정신에 대해서는 본래 이런 것이 필요하다고 생각해요. 그런데 1980년대부터 이런 자의적인 일을 하면 안 된다는 말을 듣게 되었습니다. 의사들 사이에서 진단이 일치하지 않으면 약의 효과를 측정할 수 없다고 하여 제약회사들이 꽤 많이 관여해서 DSM이 시작된 거죠. '이런 항목에 해당되면 이 질병'이라는 약속이 생겼기 때문에 예전의 진단학 같은 건 필요 없다고 생각해요.

기자 정신과를 희망하는 젊은 의사들도 뇌의 기능을 연구하는 데 관심이 있나요?

의사 뇌의 기능에 관심이 있는 수준을 넘어서 정신질환은 뇌의 기능 문제라고 생각해요. 뇌의 굉장히 복잡한 현상을 약으로 간단하게 고칠 수 있다고 하면 젊은 의사들은 굉장하다고 생각하고 그대로 받아들여요.

기자 그런데 실제로 환자를 진찰하다 보면, 약을 많이 먹는데도 환각과 망상에 시달리는 사람이 많죠.

의사 일단 약이 효과가 있다고 믿어버리기 때문에 자신이 쓰는 약의 효과에 대해 진지하게 확인하려고 하지 않아요.

기자 지금의 코로나19 상황과 공통점이 있다고 생각되는군요. 이른바 전염병 전문가라고 불리는 사람들은 코로나19라는 의학적인 병만 보고 그것이 인간 사회에서 어떤 의미가 있는지는 거의 생각하지 않아요.

문학, 철학, 사회학, 법학, 경제학 등 다른 각도에서 봤을 때 '코로나19라는 현상이 어떻게 보이는가' 하는 관점이 결정적으로 결여되었어요. 그렇기 때문에 코로나19 대책에서 자유, 인권, 인간 존중과 같은 것이 근본적으로 무시되었죠. 다카기 선생님은 어떻게 생각하시나요?

의사 사실은 복잡한 요인이 존재하는 전염병 문제를 의학이 다루기 시작한 순간, 모든 것을 의학에 맡겨버린 느낌입니다. 그리고 의사들은 그 분위기를 타고 마치 자신들이 도려내는 범위가 전부인 것처럼 행동했어요. 이런 의사들이 아무리 진지하게 진료에 임한다고 해도, 아마 평소에도 한 인간의 일부분만 보고 의료행위를 한다고 생각합니다.

기자 다카키 가네히로가 창설한 도쿄지케이의대 교훈에 '병을 보지 말고 환자를 보라'는 말이 있습니다. 의사라면 지극히 당연한 태도라고 생각했지만, 코로나19 사태가 일어나면서 '병'에만 사로잡혀 있는 의사가 너무 많다는 사실을 알고 깜짝 놀랐습니다.

의사 대부분의 의사가 어린 시절부터 사람의 기능과 능력만 본 게 아닐까요? 환자를 보라는데 그 사람의 신경, 심장, 간만 보고 있어요. 그들에게 사람은 신경이고, 심장이고, 간입니다. 검사 수치를 통해 사람을 볼 수 있다고 착각하는 것 같습니다.

기자 그런 의사가 되지 않도록 최근 의학 교육에서는 환자와 커뮤니케이션하는 강좌도 만들었잖아요.

의사 그렇지만 인간이나 커뮤니케이션은 프로그램이나 교과로 학습하는 것 자체가 무리라고 생각해요. 의대생들은 공부는 잘하니까 배운 것은 제대로 해요. 하지만 그 이외의 맥락에서는 아무것도 못 해요.

기자 커리큘럼 안에서 인간을 배우는 것이 아니라 생활 속에서 배워야죠.

의사 그러니까 의대 이전의 문제라고 생각합니다. 그리고 문과계 사람들에게도 문제가 있어요. 온갖 요소와 가능성을 배제하고 '의학적으로 이게 맞아'라고 자신들의 생각을 강요하는 전문가가 많이 나왔잖아요? 그런 언설에 대해 문과 사람들은 반발하지 않았어요.

기자 굉장히 무서운 일이죠.

의사 문과계 학자들도 미지의 바이러스가 나왔을 때는 어떻게 인권을 제한하지 않고 문제를 해결할 수 있을지 생각하고 논의해야 합니다. 코로나19가 사회적인 위협이 아니라는 것을 알게 된 시점에 당당하게 주장했으면 좋았을 텐데 아쉬워요. 문과계 학자의 대부분이 침묵을 지켰습니다. 인문학적 의견으로 의학 전문가와 대립하는 힘을 가진 사람이 아무도 없었어요.

○ ○ ○ ○ ○ ○

● **DSM** : 미국 정신의학회가 출판한 《정신장애 진단 및 통계 편람(Diagnostic and Statistical Manual of Mental Disorders)》이다. 현재(2023년 2월)는 2013년에 출판된 DSM-5가 최신판이다. 각 정신질환의 정의를 통일하고 통계를 내기 위해 몇 가지 진단 기준의 충족 여부로 그 질환인지 아닌지를 판단할 수 있도록 되어 있다.

병을 보지 말고
환자를 봐야 합니다

기자 저널리즘의 영역에서도 의학 전문가에게 반대 의견을 말하는 사람이 거의 없어요. 저는 계속 의료 관련 기사를 써왔기 때문에 알지만, 의학 저널리스트라고 불리는 사람들은 기사에 유명 대학 의대 교수의 논평을 싣고 안심합니다. 혹시라도 독자가 문제를 제기하면 '이건 도쿄대 교수가 말했으니까', '오사카대 교수에게 들었으니까'라고 대답하는 것이죠. 본인이 조사하고 본인의 의견을 가지고 의사나 의학계에 '이 점은 이상하지 않아요?'라고 당당하게 말할 용기가 없습니다.

원래 저널리즘은 권력이나 권위가 폭주하지 않도록 감시하고 비판하는 역할이잖아요?

의사 언론인들이 왜 아무 말도 못 했을까요? 의학적인 근거에 저항할 수단이 없기 때문이라고 생각합니다. 근거 앞에 납작 엎드려 버렸기 때문에 다양한 국면에서 '근거'로 때리면 버젓이 통용되는 사회가 되어버렸습니다.

저도 통계학은 잘 몰라서 근거로 싸울 자신은 없었기 때문에 한동안 트위터에서도 가만히 있었어요. 하지만 2022년쯤부터 근거 자체가 이상하다고 확신하게 되어 코로나19에 대해서도 말하게 되었어요.

기자 의학계나 제약회사가 근거라고 불리는 것을 자신들에게 유리하게 사용하죠. 이에 저항할 수 있는 것이 EBM(Evidence Based Medicine, 근거중심의학) 전문가라고 생각했는데, 그런 사람들이 마스크나 백신의 근거가 이상하다는 사실을 지적하거나 적극적으로 비판하지 않았습니다.

의사 결국 근거를 파고들면 근거로는 말할 수 없는 것이 보이기 시작합니다. 코로나19 백신 문제도 근거로는 말할 수 없기 때문에 보이지 않는 곳에서 희생된 사람들이 있습니다. 통계학적으로 유의미한 차이가 없다면 효과도 피해도 없는 것이 되어버리지만, 수학적으로는 말할 수 없는 부분에 진실이 있을지도 몰라요. 이런 부분까지 상상력이 미치지 않는 사람이 너무도 많아요.

그런데도 근거를 절대적인 것으로 보죠. 이런 분위기가 언제

어디서 어떻게 생겨났는지, 이것이 사회학의 과제라고 생각해요. 제가 항상 말하지만, 일본에 의학은 있어도 의료는 없어요. 일본 의료의 역사로 말하자면, 메이지(1868~1912) 여명기에 독일 의학을 도입하고 대학이야말로 의학을 지키는 공간이라는 관념이 만들어졌어요. 이에 따라가지 못한 사람들이 개업의가 된다는 권위주의가 근저에 있는 거죠.

기자 의대의 권위주의가 아직 남아 있군요.

의사 대학에 남은 의사는 의학을 알지만 동네 의사는 모른다고 무시해요. 의국에서 의자 뺏기 놀이에 져서 '패배자'로 나간 것이 동네 의사라는 낡은 고정관념이 남아 있어요. 그래서 서로를 '선생님, 선생님'이라고 부르며 자존심을 지키고 있어요. 의학계에서는 현장의 의사를 아래로 보는 분위기가 있기 때문에 근거를 더욱 신성시하는 것이죠.

질병을 만드는 사회는
약이 늘어날 수밖에 없습니다

기자 근거의 신성화와 의학계의 권위주의를 없애려고 다양한 노력을 했을 거예요. 재택의료만 해도 병원의 외래만으로는 환자의 진짜 모습을 알 수 없기 때문에 많은 의료 종사자가 실제 생활 속으로 들어가려고 노력한 결과 하나의 흐름이 생겼다고 생각해요.

질병을 넘어 인간 전체를 보지 않으면 편향된 치료가 된다는 반성이 계속 있었어요. 약에 대해서도 생각한 만큼 효과가 없고 다약제 복용은 유해하니까 멈춰야 한다는 흐름이 만들어졌어요. 또 약의 임상시험도, 안전성과 유효성을 과학적으로 평가하기 위해 데이터에 속임수가 없도록 엄격하게 감시하자는 흐름도요. 그런데 이번 코로나19 사태로 모든 것이 되돌아가 버렸습니다.

의사 되돌아가 버렸을 뿐만 아니라 어렴풋이 느끼고 있었지만, 대부분 표면적인 움직임에 불과했습니다.

기자 환자의 권리에 관해서도 언급하자면, 암 전문의가 입을 모아 '사전동의는 시대에 뒤떨어졌다. 지금은 환자와 가족, 의료 종사자가 같이 그 사람의 인생을 지지하는 치료 방침을 논의하고 의사 결정을 공유하는 공동의사결정(SDM, Shared Decision Making)의 시대다'라고 말해요. 이런 전제에서 생각하면 지금 코로나19 백신은 앞뒤가 맞지 않아요. 간호대생과 의대생의 상당수가 본인은 접종하고 싶지 않아도 '접종하지 않으면 임상 실습을 못 한다'고 위협받은 거죠. 백신을 맞아도 감염되면 다른 사람에게 전염되는데도 말입니다. 그야말로 자기결정권의 무시이며, '공동의사결정'을 부르짖는 의사가 목소리를 내지 않는 것은 이상하다고 생각해요.

의사 역시 자신이 세계를 보는 관점을 일관화하려는 사고가 없어요. 사회 자체가 신자유주의적인 효율주의에 물들고 말았어요. 현실에서 일의 효율은 전혀 오르지 않는데 그런 구호 아래 사회가 돌아가고 있으니 자신의 의사와는 관계없이 하라고 하면 따를 수밖에 없습니다. 그런 식으로 포기해버리는 사람이 의료계 안에서도 늘어났을 수 있어요.

기자 코로나19 사태로 불합리한 것만 눈에 띄는데, 그나마 조금 희망이 보인다고 한다면 과도한 의료 의존은 좋지 않다는 것을 많은 사람들이 깨달은 것이죠. 그래서 마지막으로 과도한 의료 의존에 경종을 울리는 한마디를 부탁드립니다.

의사 정신의료를 전제로 이야기하자면, 과도한 의료 의존은 '개성'이 수용되지 않는 사회에서 생겨났다고 생각해요. 인간의 정신은 애초에 다종다양하고, 우리는 그런 사회에서 살고 있어요. 그런데 다양성을 인정한다는 것은 표면적인 주장일 뿐 실제로는 그걸 배제하고 싶어 해요.

그 전형적인 것이 '발달장애'라는 개념입니다. 인간에게는 다양성이 있으니까 개인에 따라 발달에 차이가 있는 것은 지극히 당연합니다. 그런데도 정규분포의 오른쪽 끝과 왼쪽 끝에 있는 5%의 사람들이 발달장애로 간주되어 사회의 효율화를 방해한다는 이유로 배제됩니다. 학교에서는 그런 학생이 있으면 학급 운영에 지장이 있으니 별도로 발달장애 아이들을 위한 반을 만들어서 격리하려고 합니다.

따로 분리하는 데 편리한 개념으로 생긴 것이 발달장애, ADHD(주의력결핍 과잉행동장애)입니다. 하지만 이렇게 분리해도 남은 사람들 중에 다시 사회의 양쪽 끝 5%에 들어가는 사람이 생기니까 그 사람들도 분리합니다. 그때마다 점점 더 약이 많이 쓰이고, 분리되어 끝으로 내몰린 사람들은 갈수록 더 살기 어려워집니다.

기자 의료에 의존하여 삶의 괴로움이 개선된다면 좋겠지만, 실제로는 그저 의료와 약에 의존하는 사람들이 늘어날 뿐입니다.

의사 그렇습니다. 본래는 개성일 뿐인 것을 억지로 질병으로 만들어 의료에 의존하게 되면 그 사람의 삶의 의미가 사라집니다. 그렇기 때문에 본인에게 정말 필요한 것이 무엇인지 진지하게 생각해보면 좋겠어요. 그것이 꼭 의료는 아니라는 거죠.

의사 소개

1장 | 모리타 히로유키(森田洋之)

1971년 일본 가나가와현에서 태어났다. 남일본헬스리서치랩 대표로 일본내과학회 인정의이자 프라이머리케어(일차진료) 지도의다. 히토쓰바시대학 경제학부를 졸업한 후에 미야자키의과대학 의학부에 입학했다. 미야자키현 내에서 연수를 마치고 2009년부터 홋카이도 유바리 시립진료소에서 근무했다. 이 진료소에서 소장으로 근무하다 현재는 가고시마에서 연구·집필·진료를 중심으로 활동하고 있다. 전문 분야는 재택의료·지역의료·의료정책 등이다. 2020년 가고시마현 미나미큐슈시에 히라야마노클리닉을 열고, 의료와 간병의 새로운 연계 방식을 구축하고 있다. 저서로는 《일본 의료의 불편한 진실-코로나19 사태로 본 '세계 최고 수준 의료'의 이면》, 《부러운 고독사, 나는 어떻게 죽지? 가족은 어떻게 간병하지?》, 《사람은 가축이 되어도 살아남는 길을 선택할까?》 등이 있다.

2장 | 고다마 신이치로(児玉慎一郎)

1967년 일본 효고현 다카라즈카시에서 태어났다. 의료사단법인 소레이유회 고다마병원 이사장이자 고다마진료소 소장이다. 일본 외과학회 전문의이자 일본소화기내시경학회 전문의이며 오사카 의과약과대학에서 임상교육 준교수로 재직 중이다. 1995년에 오사카의과대학(현 오사카의과약과대학)을 졸업하고 같은 해에 동 대학 일반·소화기외과에서 근무를 시작했다. 현재는 효고현 다카라즈카시에서 지역의료에 집중하고 있다. 저서로는《달리는 외과의사의 혼잣말-코로나19 사태의 출구를 찾아서 2021》이 있다.

3장 | 나가오 가즈히로(長尾和宏)

1958년 일본 가가와현에서 태어났다. 나가오클리닉 명예원장이다. 1984년에 도쿄의과대학을 졸업하고 오사카대학병원 제2내과에서 근무를 시작했다. 시립아시야병원 내과 등을 거쳐 1995년에 효고현 아마가사키시에서 개업했다. 연중무휴의 외래 진료와 방문진료에 힘쓰고 있다. 저서로는《평온한 죽음》,《약을 끊어야 할 때》,《안락사 특구》,《병의 90%는 걷기만 해도 낫는다》,《코로나19 사태의 90%는 정보 재해》등이 있다.

4장 | 와다 히데키(和田秀樹)

1960년 일본 오사카에서 태어났다. 정신과 의사이자 르네클리닉 도쿄원 원장이다(현재는 의료사단법인 르네 이사). 도쿄대학 의학부를 졸업하고 도쿄대학 의학부 부속병원 정신신경과 조수, 미국 칼 메닝거 정신의학교 국제연구원, 요쿠후카이병원 신경과 의사 등을 거쳤다. 고령자 전문 정신과 의사로 30년 이상 고령자 의료 현장에서 일했다. 저서로는《70세가 노화의 갈림길》,《80세의 벽》,《TV의 중죄》등 다수가 있다.

5장 | 다카기 슌스케(高木俊介)

1957년 일본 히로시마현에서 태어났다. 정신과 의사로, 1983년에 교토대학 의학부를 졸업하고 오사카부의 사립 정신병원과 교토대학 의학부 부속병원 정신과에서 각각 10년간 근무했다. 일본정신신경학회의 '정신분열증' 병명 변경 사업에 참여하여 '통합실조증(한국에서는 2011년에 '정신분열증'의 병명이 '조현병'으로 변경되었다)'이라는 병명을 발안했다. 2004년에 다카기클리닉을 열고 ACT-K를 설립하여 팀별 정신장애인 재택 케어에 하루하루 분주한 나날을 보내고 있다. 저서로는《위기의 시대의 정신의료》, 공역서로는《정신과 약에 대해서 알아두면 좋은 것》등이 있다.

의사는 먹지 않는 약

초판 1쇄 인쇄 2024년 3월 2일
초판 1쇄 발행 2024년 3월 8일

엮은이 도리다마리 도루
옮긴이 이현욱
감수 장항석
펴낸이 신경렬

상무 강용구
기획편집부 최장욱 송규인
마케팅 박진경
디자인 박현경
경영지원 김정숙 김윤하

편집 추지영
표지 본문 디자인 굿베러베스트

펴낸곳 ㈜더난콘텐츠그룹
출판등록 2011년 6월 2일 제2011-000158호
주소 04043 서울시 마포구 양화로 12길 16, 7층(서교동, 더난빌딩)
전화 (02)325-2525 | **팩스** (02)325-9007
이메일 book@thenanbiz.com | **홈페이지** www.thenanbiz.com

ISBN 979-11-93785-09-6 03510

- 이 책 내용의 전부 또는 일부를 재사용하려면 반드시 저작권자와 ㈜더난콘텐츠그룹 양측의 서면에 의한 동의를 받아야 합니다.
- 잘못 만들어진 책은 구입하신 서점에서 교환해 드립니다.